Impfen und Spiritualität

Wie Impfungen die Entwicklung des spirituellen Bewusstseins behindern oder gar verhindern können

Daniel Trappitsch

Impfen und Spiritualität

Wie Impfungen die Entwicklung des spirituellen Bewusstseins behindern oder gar verhindern können

Erste Auflage

Verlag Netzwerk Impfentscheid

Ein Buch aus der Kleinbuchreihe Impfen
www.kleinbuchreihe-impfen.eu

Bemerkungen:

Dieses Buch soll Grundlagen zur Entscheidungsfindung bezüglich der Impffrage vermitteln. Es beruht auf dem Wissen und der persönlichen Erfahrung des Autors und ist kein Ersatz für eine persönliche Beratung.

Weder Autor noch Verlag sind für irgendwelche medizinischen Forderungen verantwortlich, die sich auf das präsentierte Material beziehen.

1. Auflage 2015

ISBN 978-3-905353-62-4

Cover: Diro Anders, Schweiz
Coverfoto: fotolia.com/agsandrew

Verlag Netzwerk Impfentscheid
Wetti 41, CH-9470 Buchs, www.impfentscheid.ch
E-Mail: info@impfentscheid.ch, Tel. + 41 (0)81 633 122 6

Satz: DTP im Verlag – Printed in Austria

Inhalt

Vorwort

Dieses Kleinbuch "Impfen und Spiritualität" entstand aus dem inneren Bedürfnis heraus, mich wieder mehr der Feinstofflichkeit und Spiritualität zu widmen. Das habe ich in den letzten Jahren aufgrund meiner mehr als auslastenden Tätigkeit als Gründer, Präsident und heutiger Delegierter des Vorstandes des Netzwerk Impfentscheids stark vernachlässigt.

Die Erkenntnisse der negativen Zusammenhänge zwischen dem Impfen und der Bewusstseinsentwicklung, welche ich bereits im Buch "Impfen"[1] dargestellt habe, werden aufgegriffen und erweitert. Diese Darstellungen sind nicht veraltet, sondern haben noch mehr an Aktualität gewonnen. Denn z.B. die Impfung gegen Gebärmutterhalskrebs, welche glücklicherweise erst ab 9 Jahren[2] verabreicht wird, hat die Problematik keineswegs entschärft. In dieser Impfung ist ein vierfach stärkerer Aluminiumzusatz enthalten.

Somit ist dieses Kleinbuch mit seinen rund 100 Seiten, nebst dem "materiellen Befreiungsschlag" meinerseits, sehr wichtig, um die Zusammenhänge zwischen der Impfung und der Störung der spirituellen/ganzheitlichen Bewusstseinsentwicklung einem breiteren Publikum zugänglich zu machen. Unsere Erfahrung der letzten Jahre zeigt auf, dass "dicke" Bücher hauptsächlich dann gekauft werden, wenn sie Unterhaltung enthalten oder als Fachbücher für den Beruf gekauft werden müssen. Die dicken Impfbücher sind zwar nach wie vor wichtig. Aber sie sind kaum mehr Türöffner.

Die im Jahr 2014 ins Leben gerufene Kleinbuchreihe[3] des Netzwerks Impfentscheid werden hingegen, wie die Beliebtheit zeigt, geschätzt und haben das Potential auch Impfkritikanfänger zu erreichen. Klein, handlich, kostengünstig und einfach geschrieben, mit

---

[1] Impfen - ein kritische Darstellung aus ganzheitlicher Sicht

[2] Dies soll keine Rechtfertigung sein, dass die HPV-Impfung ab 9 Jahren ok ist. Sie ist es auch dann nicht. Aber so kann der neue Aluminiumverstärkerstoff nicht schon in Säuglingsjahren seine potentiell katastrophale Wirkung entfalten. Immerhin!

[3] www.kleinbuchreihe-impfen.eu

ausreichend Informationen, um den Weg für weitere Schritte zu ebnen.

Dieses Kleinbuch erweitert bezüglich der Feinstofflichkeit, oder wie in der Folge auch Spiritualität genannt, die Serie und schliesst eine Lücke. Schlussendlich kann es in diesem Leben oder in dieser Inkarnation nicht darum gehen, die nicht vorhandenen Taschen des letzten Hemdes mit materiellen Reichtümern zu füllen. Ansonsten hätte das letzte Hemd Taschen. Es muss einen anderen Grund haben. Dieser wird natürlich ebenso beleuchtet, wie weitere Aspekte der Spiritualität.

Es ist möglich, dass Sie gewisse Darstellungen nicht nachvollziehen können oder gar im ersten Moment ablehnen. Anfänglich ging es mir bezüglich der spirituellen Ansichten ebenfalls so. Bald lernte ich dies nicht mehr abzulehnen, sondern einfach mal stehen zu lassen. Denn vieles, was anfänglich von mir abgelehnt wurde, zeigte sich mir dann kurz darauf als durchaus mögliche Realität.

Machen Sie es auch so. Etwas abzulehnen, nur weil es nicht verstanden wird oder nicht in die eigenen Denkmuster passt, kann nicht der Weg der Offenheit sein. Seien Sie offen und bereit für Neues. Es gibt keine Zufälle. So halten Sie auch nicht zufällig dieses Kleinbuch in Ihren Händen.

Machen Sie sich also auf eine spannende Reise bereit, die dennoch den Boden der Realität nicht verlieren wird.

Nun wünsche ich Ihnen viele Erkenntnisse, viel Lehrreiches und Spannendes.

Daniel Trappitsch, im Oktober 2015

Einleitung

Immer mehr Menschen sind auf dem Weg, spirituell zu erwachen. Sie ahnen, dass sie mehr sind, als nur ein Körper, der irgendwann stirbt - und das war's dann. Diese Entwicklung wird von kosmischen Einflüssen unterstützt. Wir dürfen also erwarten, dass sich die meisten Menschen nach und nach für spirituelle Belange öffnen und weiter entwickeln werden.

Die heutige Weltlage verlangt ein Umdenken. Nicht nur im Zusammenhang mit der Spiritualität, sondern grundlegend. Es braucht viel mehr Menschen, die frei-, quer- und nachdenken. Auf diese Weise entdecken Sie Ihr spirituelles Wesen und - um beim Thema zu bleiben - können ihre Impfentscheidungen frei treffen.

Es gibt bezüglich dem Impfen kein Müssen, auch nicht den sozialen Faktor. Entscheiden Sie sich frei. Lassen Sie nicht den Arzt, Ihre Mutter oder den guten Onkel für sich entscheiden. Die Verwandten und Bekannten haben kein Entscheidungsrecht. Oder stehen die auf der Matte, wenn das Kind einen Impfschaden erleidet? Kaum.

Solange Menschen der Schulmedizin blind vertrauen, werden auch die Kosten unseres Gesundheitsystems weiter steigen, während sich der Gesundheitszustand des Einzelnen dabei nicht unbedingt verbessert. Eher das Gegenteil ist der Fall: Immer mehr Menschen sind chronisch krank.[4]

In Ländern, in denen kein Impfzwang herrscht, sinkt mittlerweile die Durchimpfungsrate, was die Weltgesundheitsorganisation (WHO) sehr kritisch beobachtet. Die Staaten werden dementsprechend von der WHO regelmässig dazu aufgerufen, etwas gegen die „Impfmüdigkeit“ zu tun.[5] Der Zwang zu gewissen Impfungen exis-

---

[4] Gesundheit 2020 und NCD Konzept

[5] So war das Ziel der WHO bis Ende 2015 die Masern auszurotten, was die Panikmache mit dem fraglichen Masernfall in Berlin anfangs 2015 klar aufzeigte. Nun wurde das Ziel auf 2020 verschoben.

tiert z.B. in Italien, Frankreich, Ungarn oder Serbien. Dort steigt die Impfkritik jedoch kontinuierlich an. In anderen westeuropäischen demokratischen Gesellschaften verhindert die Gesetzgebung oft Zwangsimpfungen für Menschen bzw. eine gesetzliche Impfpflicht. Wir müssen uns dafür einsetzen, dass dies auch so bleibt.

Junge Eltern, die ihren Sprössling in den Armen halten, wollen für diesen nur das Beste. Da sich die wenigsten werdenden Eltern vor der Geburt des Kindes über die Zusammenhänge und Hintergründe des Impfens informiert haben, werden sie meist schon kurz nach der Geburt im Spital vom Kinderarzt und den eigenen Glaubensmustern regelrecht überfahren. Es bleibt ihnen gar nicht genug Zeit, sich mit dem Impfen ausreichend auseinander zu setzen, auch wenn sie es möchten. Nur wenige junge Eltern wollen und können sich deshalb gegenüber dem Kinderarzt selbstbewusst durchsetzen und sich gegen Impfungen entscheiden. Es ist deshalb wichtig, sich möglichst vor dem ersten Termin beim Kinderarzt umfassend zu informieren und sich eine eigene Meinung zu bilden.

In diesem Buch geht es in erster Linie darum, möglichst umfassende Informationen zur Wirkung von Impfungen auf die spirituelle Entwicklung, also die Bewusstseinsentwicklung des Menschen zu vermitteln. Dabei muss die materielle Seite ebenfalls betrachtet werden, denn die lässt sich in dieser Welt nicht von der feinstofflichen Welt trennen. Aber auch Gefühle, Intuition und vor allem die Emotionen sollten ein Thema sein. Denn eine der wichtigsten Grundlagen des menschlichen Daseins sind die Emotionen.

Vadim Zeland trifft in seinem Buch TransSurfing[6] den Nagel auf den Kopf, wenn er jede Organisation, jeden Verein, jede Firma und jede Religion als ein Pendel sieht. Es ist dabei gleichgültig, von welcher Seite dieses angestossen wird. Anders ausgedrückt, ob wir jemandem positive (Liebe) oder negative (Hass, Wut, Angst) Energie schicken, spielt für die Dynamik des Pendels keine Rolle. Jedes Pen-

[6] Zeland, Vadim: TransSurfing. Die Realität ist steuerbar, 2006

del kann von beiden Seiten her angestossen werden bzw. erhält einen entsprechenden Energiezufluss. Falls gewisse Aussagen in diesem Buch negative Emotionen auslösen, sollten Sie diese nicht festhalten. Negative Emotionen schaden allen Menschen. Ausser denen, die davon leben. Darauf kann in diesem Buch jedoch nicht näher eingegangen werden.[7]

Jeder Mensch nimmt die Wirklichkeit subjektiv, entsprechend seiner Filter wahr. Dies ist vor allem bei Meinungen und Argumenten der Fall, die sich gegen die wissenschaftlichen Lehrmeinungen und den Mainstream richten. Aber es ist ein grosser Unterschied, ob man eine Information ungeprüft als Wahrheit annimmt oder den Wahrheitsgehalt selbst erkennt. Nur das Bilden einer eigenen Meinung, Studium der vielfältigen Informationen unter Einbeziehung des Gefühls und der Intuition, kann in die Lage versetzen, wirklich für sich selbst zu entscheiden.

Die Natur und damit auch der menschliche Körper sind mit vielen wertvollen und hilfreichen Funktionen und Fähigkeiten ausgestattet. Dazu zählt insbesondere das ausgeklügelte Immunsystem, dem man durch eine Impfung dem jungen noch unausgereiften Organismus tatsächlich schaden kann. Die Natur wird auch immer gescheiter[8] sein, als es der Mensch jemals sein wird, zumindest solange er sich um die reine Materialität, wie dies in den meisten Bereichen der Wissenschaft der Fall ist, kümmert.

Ganz nach dem Motto von Einstein, sollte dieses Kleinbuch gelesen werden:

Es ist leichter, ein Atomkern zu spalten als ein Vorurteil.

[7] Für mehr Infos siehe Dieter Broers, "Der verratene Himmel"

[8] Gescheit und Intelligent ist nicht dasselbe. Intelligenz ist lernbar, z.B. an Unis. Man spricht hier auch von programmiertem Wissen. Gescheit kombiniert die Intelligenz, die Ganzheitlichkeit und Heuristik, das Bauchgefühl. Das spirituelle Wissen kommt im Zuge dieser Öffnung automatisch hinzu.

Dass Vorurteile schwer zu entfernen sind, bestätigt sicherlich auch Ihre Erfahrung. Deshalb ist es wichtig, alle Vorurteile und vorgefassten Meinungen beiseite zu legen. Hören Sie auf Ihr Gefühl. Sie alleine tragen die Verantwortung für Ihre Entscheidungen immer selber.

Gesundheit und Spiritualität

Naturwissenschaftliches und ganzheitliches Weltbild im Gesundheitssystem

Die Welt wird in der Regel von Nach-, Quer- und Freidenkern verändert. Menschen die sich trauen, ausserhalb vorgefasster Meinungen und Haltungen zu forschen und die Erkenntnisse dann auch öffentlich zu vertreten. Wir leben in einer spannenden Zeit, in der wir sehr viel lernen können, in der aber auch grosse und einschneidende Veränderungen jederzeit möglich sind. Zahlreiche Menschen fühlen sich jedoch von den Wahlmöglichkeiten und der Freiheit, die wir diesbezüglich haben, überfordert. Deshalb gibt es viele, die den übernommenen Denkmustern treu bleiben und es nicht wagen, ihr Leben in die eigenen Hände zu nehmen. Sie fürchten sich, eigene Wege zu gehen, eigene Gedanken zu pflegen und trauen sich nicht, selbstbestimmt und selbstverantwortlich zu leben. Sie lassen sich lieber leben.

Ein Umdenken braucht es auch im Gesundheitssystem. Grundsätzlich müssen wir mehr Krankheitsvorsorge[9] betreiben, als auf das symptomatische Behandeln von Beschwerden zu setzen. Zu einer vernünftigen Vorsorge gehört unter anderem, sich ausreichend zu bewegen, sich gesund zu ernähren, Körper, Seele und Geist zu trainieren und impffrei durchs Leben zu gehen. Das ganzheitliche Gesundheitsdenken fängt schon im Elternhaus an und sollte nahtlos in Kindergarten und Schule fortgesetzt werden. Die Kinder und Jugendlichen müssten schon sehr viel früher und intensiver an diese Themen herangeführt werden und zwar in erster Linie aus ganzheitlicher und naturheilkundlicher Sicht.

Dies ist noch in nur wenigen Familien der Fall, auch wenn die Anzahl der bewusstwerdenden Familien stetig und unaufhaltbar am

---

[9] Nicht zu verwechseln mit der Gesundheitsvorsorge, denn es soll nicht der Gesundheit vorgesorgt werden, sondern den Krankheiten!

steigen ist. Eltern, welche von Anfang an auf Gesundheit, Ernährung und ganzheitliche Erziehung und Entwicklung achten, legen den Sprösslingen eine wesentlich nachhaltigere und bessere Zukunft - quasi eine gesunde, stabile gesundheitliche Steilvorlage - bereit.

Das Leben lässt sich nicht normieren und in Schubladen stecken. Es ist ständig im Fluss, immer in Bewegung. Die moderne Naturwissenschaft versucht jedoch, dieses Leben in Form von Versuchsanordnungen einzufangen, zu katalogisieren und zu normieren.

Oft wird eine Entscheidung, auch eine, die die Gesundheit betrifft, aus Angst gar nicht oder falsch getroffen. Die Angst ist die schlechteste Ratgeberin, die es gibt. Auch wenn in den Medien oder in den Arztpraxen oft Ängste geschürt werden, verfallen bewusste Menschen nicht dieser Angstmacherei. Aus spiritueller Sicht ist die Angst eine sehr negative Emotion, über welche am Einfachsten manipuliert werden kann. Warum wird wohl seit vielen Hunderten von Jahren in allen erdenklichen Formen immer wieder Angst geschürt? Das Thema Angst wurde in einem eigenen Kleinbuch erarbeitet[10], deshalb wird in diesem Buch nicht näher darauf eingegangen. Es ist jedoch sehr empfehlenswert, sich mit den eigenen Ängsten auseinander zu setzen. Dies gehört ebenfalls zum Bewusstwerdungsprozess.

Bewusste Menschen sitzen nicht der Angst auf, sondern informieren sich bewusst und zielgerichtet über die Hintergründe der Aussagen, welche Ängste auslösen sollen. In unserem Fall wird fast regelmässig vor aufkommenden Epidemien gewarnt. Vogelgrippe, Schweinegrippe, SARS, MERS, Ebola usw. sind nur wenige Beispiele. Unbewusste Menschen verfallen der Angst vor diesen "Killerviren". Bewusste Menschen schauen hinter die Kulisse, welche nicht mehr darstellt, als die Holzhaus-Kulissen von Saloon, Drugstore, Bank usw. in einem billigen Western-Film. Es sind reine Pappgebilde! Beim kleinsten (Gegen-)Wind fallen sie in sich zusammen.

---

[10] Kleinbuch "Angst - meist unnötig, hinderlich und grundlos", von Daniel Trappitsch

Meist wird insbesondere bei Kinderkrankheiten der zugrunde liegende ganzheitliche Sinn des Durchlebens von Krankheiten nicht vermittelt, resp. es wird sogar gewarnt. Selbstverständlich können Krankheiten zu schweren und bleibenden Schäden führen, allerdings kann man dieses Risiko minimieren, wenn man die Symptome nicht unterdrückend sondern unterstützend behandelt. Auch zu den Kinderkrankheiten wurde ein eigenes Kleinbuch verfasst[11]. Deshalb werde ich in diesem Buch nur noch dann auf die Symptome bei Kinderkrankheiten eingehen, wenn dies zum Verständnis des Textes relevant ist.

Viele Entscheidungen, die wir treffen, basieren auf Gewohnheiten, die man als Kind von seinen Eltern und anderen erwachsenen Bezugspersonen erlernt hat und wiederholt. Gewisse Gewohnheiten, etwa das Zähneputzen, sind sicherlich unerlässlich für die Gesundheit eines Menschen. Es gibt aber auch blockierende Gewohnheiten, die uns hindern, uns zu öffnen und zu ganzheitlichen spirituellen Wesen zu entwickeln. Gewohnheiten können zum Stillstand der persönlichen Entwicklung führen, uns manipulierbar und abhängig machen. Sich von diesen Gewohnheiten frei zu machen, hilft dabei, eine bewusste Impfentscheidung zu fällen. Ein spirituell denkender Mensch kann sich nicht für die Impfungen entscheiden, da Impfungen gegen die Naturgesetze sind und Giftstoffe enthalten, die nicht in den Körper gehören.

In den letzten ca. hundert Jahren hat die Menschheit gewaltige Veränderungen erlebt, und das nicht nur im naturwissenschaftlichen und technischen Bereich. In der Schulmedizin wurden Substanzen und Techniken gefunden und entwickelt, die Leben retten können; man denke etwa an die Entwicklung der Chirurgie oder den Einsatz des Penicillins. Auch im Bereich des Notfalls leistet sie wertvolle Arbeit.

---

[11] Kleinbuch "Kinderkrankheiten - gestern-heute-morgen", von Daniel Trappitsch

In anderen Gebieten, wie in unserem Fall den akuten Kinderkrankheiten, ist sie mehr oder weniger machtlos. Das ist auch der Hauptgrund für die Angstmacherei vor Masern, Röteln usw. Diese Angst ist nicht entstanden, weil es keine Heilmittel dagegen gibt, sondern ist eine Folge der eigenen Hilflosigkeit, mit den zur Verfügung stehenden Mittel nichts tun zu können. Da sich nicht immer das Wissen durchsetzt, sondern meistens die Finanzkraft, wurden diese Mängel als Standard etabliert. Heute glaubt fast jeder Arzt und der Grossteil der Menschen an die Unheilbarkeit von vielen Krankheiten. Auch Impfungen werden von den meisten nicht hinterfragt. Nicht weil sie es wissen, sondern weil sie glauben zu wissen, dass Impfungen ein Segen für die Menschheit seien.

Medien wie Zeitungen und Fernsehen verbreiten teilweise ungeprüft Nachrichten zu Infektionskrankheiten und Impfungen, weil sich die Zeitung mit reisserischen Artikeln besser verkaufen lässt. Die Hintergründe werden von Journalisten zu selten recherchiert, teils aus Zeit- und Kostengründen, teils aus ideologischen Gründen. Auch Journalisten sind Menschen, die einem Weltbild, Manipulationen und Ideologien verfallen können.

Behördlichen und ärztlichen Impfempfehlungen muss deshalb entsprechend kritisch gegenüber getreten werden. Ein Beispiel ist die Meldung der Tagesschau des Schweizer Fernsehens zu einer vermeintlichen Masernepidemie in Süditalien[12], wo berichtet wurde:

Masern-Epidemie in Süditalien: In Italien grassieren die Masern. Der Süden ist besonders stark betroffen, vor allem die Region Campania mit der Hauptstadt Neapel. Die italienischen Gesundheitsbehörden reden von einer regelrechten Epidemie. Schweizer Impfinstitute warnen: Nicht ohne Masern-Impfung nach Süditalien reisen.

---

[12] http://www.sf.tv/sendungen/tagesschau/index.php?docid=20020628

Diese Meldung wurde auch von anderen Sendern verbreitet. Die süditalienischen Spitäler konnten dies einer Recherche zufolge nicht bestätigen.

Die nicht selten manipulative Einflussnahme von Ärzten und Verwandten ist für Eltern und Kinder problematisch. Dieses Vorgehen ist menschlich. Wer hätte nicht gerne, dass seine Meinung die richtige ist und demnach auch von allen getragen werden sollte? Denn was gibt es schlimmeres, als die jahrelange festgefahrene oder gar dogmatische Meinung plötzlich ändern zu müssen?

Menschen sind lebende, beseelte Individuen und Krankheiten sind die Sprache des Körpers. Die Bedürfnisse und Signale des Körpers sollten ernster genommen werden. Dr. Rolf Küpper sagt dazu:

Wenn das Kind also ‚seine' Kinderkrankheiten nicht durchmachen darf und sogar nach einer Impfung mit sechs Erregern nicht einmal Fieber haben darf, weil da ja ein Elternteil auf der Arbeit ausfallen könnte, welche Interessen stehen im Vordergrund und welches DENKEN herrscht vor???[13]

Um sich über Unsinn und Gefahr von Impfungen klar zu werden, sollte der Zusammenhang zwischen grobstofflicher und feinstofflicher Welt verstanden werden. Die moderne Naturwissenschaft gibt Milliarden für die Erforschung der Gene und ihrer Funktion aus, um darüber allgemeine Aussagen zum Mensch und seinen Krankheiten zu treffen. Es wird beispielweise von manchen behauptet, dass der Mensch mit der vollständigen Entschlüsselung der Gene wie ein offenes Buch gelesen werden kann. Trotzdem bleiben viele Fragen offen. Denn lange nicht jede Krankheit lässt sich auf bestimmte Gensequenzen reduzieren. Man kann hier naturwissenschaftlich nur Tendenzen feststellen. Dies führt uns wieder zur übergeordneten feinstofflichen Ebene (Seele und geistige Welt), deren Bedeutung meist unbekannt und deshalb so oft unterschätzt wird. Eine Reduktion auf die Gene bedeutet eine Reduktion auf die reine Materiali-

[13] http://www.praxiskuepper.de/n8_Impfkrtik.htm

tät. Vernachlässigt wurde bis vor kurzem jedoch oft die Wirkung, die Gedanken und Emotionen auf die DNA haben können.

Es gibt inzwischen auch in der Naturwissenschaft neue Ansätze. Dass die DNA keine konstante Struktur aufweist, sondern sich laufend verändert, wird auch in der modernen Biologie seit einigen Jahrzehnten diskutiert[14,15]. Ganz aktuell beschäftigt sich die Neurologie mit dem Wechselspiel zwischen Sein und Bewusstsein[16]. Hier wurden die so genannten eGene entdeckt. Ulrich Bahnsen schreibt dazu in der Zeit vom 17.11.2009:

> *Die Gene eines Menschen seien keineswegs eine passive Blaupause für den Aufbau eines Organismus, schrieben die US-Neurogenetiker Gene Robinson, Russell Fernald und David Claytonie im Fachblatt Science. ‚Tatsächlich reagieren sie lebenslang höchst empfindlich auf alle äusseren Einflüsse.' Sprich: Jede Begegnung, jede Unterhaltung [und vor allem jede negative UND positive Emotion, Anm. Autor] kann auf die Funktionen unserer Erbanlagen durchschlagen. ... Die neuronale Aktivität steuert Hunderte von Genen in einem präzise koordinierten zeitlichen Muster. ... Dieser Zusammenhang zwischen erfahrungsabhängiger Nervenaktivität und Genaktivierung ist die Basis für Lernen und Gedächtnis. Bahnsen selbst sagt: Einfacher ausgedrückt: Erst Erfahrungen aktivieren die eGene und machen uns zu dem, was wir sind. Unsere Emotionen und unsere Gedanken können also die DNA in ihrer Struktur beeinflussen.* [siehe auch 15]

Auch aus der Physik sind bahnbrechende Erkenntnisse bekannt, die eine ganzheitlichere Sicht der Welt fördern dürften. Es ist beispielsweise interessant, sich einmal klar zu machen, dass der Anteil der Materie im Universum äusserst gering ist und dass sich inner-

---

[14] Klaus Lohmann: Untersuchungen zur Frage der DNS-Konstanz in der Embryonalentwicklung, Development Genes and Evolution, Volume 169, Number 1 / März. Springer, 1972; in: http://www.springerlink.com/content/ h63q61232046705q/

[15] Joachim Bauer "Das kooperative Gen"

[16] vgl. auch Ulrich Bahnsen: Die Biologie der Seele, in Zeit 17.11.2009: http://www.zeit.de/zeit-wissen/2009/06/Titel-LT

halb der Atome im Wesentlichen leerer Raum (Vakuum) befindet. Dies wird auch sehr anschaulich anhand eines Interviews mit dem Physiker Rolf Landua, Fachmann für Antimaterie am Schweizer CERN, in der Zeitschrift Zeit vom 22.10.2009 dargestellt[17]:

> *...Elektronen und Quarks sind der Rohstoff der Welt, der Sterne, der Erde, kein Leben ohne sie, kein Bewusstsein, keine Liebe, kein Hass. ... Die Atome, aus denen alles ist, sind im Wesentlichen leerer Raum, ein Vakuum von 99,9 Prozent, darin zuckend und zitternd ein paar Teilchen. Wäre ein Atom so gross wie ein Sportstadion, entspräche der Kern einer Erbse in der Mitte des Rasens; die Elektronen, zehntausendmal kleiner, kreisten auf der Tribüne. ... Der Grund dafür, dass uns die Gegenstände des Lebens als kompakt und solide erschienen, bestehe darin, dass die Elektronen, wie eine Hülle um den Atomkern gelegt, einen eigenen Drehimpuls besässen, den so genannten Spin.*

Physiker, die sich mit diesen Themen beschäftigen, gestehen in der Regel auch ein, dass es einen unerklärbaren Rest gibt und sie weisen darauf hin, dass sie mit Modellen arbeiten. Solche Physiker scheinen, auch wenn sie sich mit dem Grobstofflichen beschäftigen, sehr viel näher an einem ganzheitlichen Verständnis der Welt zu sein als viele Schulmediziner. Wir brauchen jedoch auch in der Biologie, der Medizin und der Chemie sehr viel mehr Wissenschaftler, die diese neuen Erkenntnisse ernst nehmen und in ihre Forschungen und Entwicklungen miteinbeziehen. Forscher, die den Organismus als ganzheitliche Schöpfung betrachten, der nicht durch einzelne chemische Substanzen, sondern durch eine ganzheitliche Behandlung wieder ins Gleichgewicht gebracht werden kann. Für mich sind deshalb die Quantenphysiker die spirituellen Wissenschaftler der Zukunft.

So wie Kinderkrankheiten meist eine positive Entwicklung auslösen können, sind auch die Selbstheilungskräfte von essenzieller Bedeu-

---

[17] Interview mit dem Physiker Rolf Landua: http://www.zeit.de/2009/44/Cern

tung und die einzige Möglichkeit, einen Menschen gesund werden zu lassen. Einer der grössten Unterschiede zwischen der Schulmedizin und der Naturheilkunde besteht in der Herangehensweise an die Behandlung einer Krankheit. Während die Schulmedizin das Symptom unterdrückt oder vorab durch eine Impfung vermeiden will, unterstützt die Naturheilkunde die Selbstheilungskräfte. Die verschiedenen Möglichkeiten im Umgang mit Krankheiten kann man auch folgendermassen darstellen:

⇒ Ignorieren eines Symptoms – Dummheit
⇒ Unterdrücken eines Symptoms – Schulmedizin
⇒ Beheben einer Ursache – ganzheitliche Naturheilkunde
⇒ Vorbeugen von Problemen – Eigenverantwortung

Eigenverantwortung ist das Stichwort schlechthin. Hand aufs Herz. Wissen Sie, wo das liegt? Vermutlich schon. Nun, Hand auf die Thymusdrüse. Na? Schon mehr Probleme? Die meisten Menschen kennen die materiellen Alltagsdinge wesentlich besser als ihren eigenen Körper. Aber im Gegensatz zu diesen kann man bei einem körperlichen Defekt nicht einfach einen neuen Körper kaufen.

Zur gesundheitlichen Eigenverantwortung gehört deshalb vor allem das selbstständige Denken und Entscheiden durch Aneignen von unabhängigem und breitem Wissen. Menschen, die eigenverantwortlich handeln, lassen sich ausserdem nicht so schnell einschüchtern. Sie stellen mehr Fragen und sind damit unbequemer. Werden Sie dem System unbequem!

Grundlegendes zu Bewusstsein und Spiritualität

Impfungen wirken auf die spirituelle Entwicklung, wie in der Folge noch aufgezeigt wird. Es ist also wichtig, sich vor einer Impfentscheidung auch mit den Grundlagen der Spiritualität zu befassen. Dazu gehört das Verständnis der Erweiterung des Bewusstseins.

Das Bewusstsein wird je nach Disziplin unterschiedlich definiert. Für die Neurologie ist Bewusstsein das geistige Tätigsein. Im Gehirn führen gewisse Verknüpfungen und chemische Vorgänge zu entsprechenden Möglichkeiten und Tätigkeiten. In diesem Denkmodell sind die neuen Fähigkeiten entweder angelernt oder von aussen aufgenommen.

Aus spiritueller Sicht ist das Bewusstsein das allumfassende Wissen aller Zusammenhänge aus allen grobstofflichen und feinstofflichen Bereichen. Fritz Albert Popp, ein bekannter deutscher Biophysiker[18], meint zum Bewusstsein folgendes:

> *Bewusstsein ist ein biologischer Prozess, der durch Transformation zwischen der Welt der Tatsächlichkeiten und der Welt der Möglichkeiten einschliesslich der Selbstreflexion Fragen stellen und beantworten kann, während Maschinen weder Fragen stellen noch einen Dialog zwischen aktueller und potenzieller Information führen können.*

Bewusstsein kann man von dieser Überlegung ausgehend auch als das Wissen begreifen, welches der Seele zugänglich gemacht wird. Dies gelingt über einen biologischen Prozess, der durch die Verbindung der grobstofflichen und feinstofflichen Realitäten einschliesslich der seelischen Fähigkeiten angeregt werden kann.

Bewusstsein[19] ist in unserer Kultur gemäss den meisten gängigen Definitionen verknüpft mit dem Besitz und der Empfindung mentaler Zustände. Dazu gehören Wahrnehmungen, Erinnerungen, Vorstellungen, Gedanken aller Art, wie zum Beispiel Überlegungen, Beurteilungen, Einschätzungen und Bewertungen, Planungen oder Konzeptbildungen sowie die notwendige Aufmerksamkeit und Achtsamkeit. Das Bewusstsein wird in der modernen Wissenschaft als ein immer noch ungeklärtes Phänomen betrachtet, dem sich bis

---

[18] Vgl. Fritz Albert Popp: Die Freiheit der Möglichkeiten und der Zwang der Fakten, in: http://www.allergie-immun.de/GRUEN/AA/Andere%20Meinungen/prof_popp.html

[19] Bewusstsein: lat. conscientia, d.h. Mitwissen, Miterscheinung, Mitbild, Mitwahrnehmung, bei Sinnen sein, Denken

heute Philosophie, Naturwissenschaft und Psychologie widmen. Die neuesten Ansätze der Hirnforschung[20] lassen erkennen, dass hier wohl im ganzheitlichen Sinne und disziplinübergreifend mehrere Denkansätze zusammengebracht werden können, d.h. das feinstoffliche Sein bestimmt das Bewusstsein und das Bewusstsein das grobstoffliche Sein, bis hin zur DNA.

Nimmt man nochmals die Erklärung des Biophysikers Fritz Albert Popp zur Hand, dann bleibt aus ganzheitlicher Sicht eine wichtige Frage offen: Wer oder was regt die Transformation an, die zu einem biologischen Prozess führt und ermöglicht damit Bewusstsein? An dieser Stelle kommt eine höhere, übergeordnete Stufe ins Spiel. Diese höhere Stufe oder Wesenheit ist die Seele, der individuelle Anteil eines jeden Menschen. Sein Bewusstsein zu erhöhen, bedeutet demnach nicht intelligenter zu werden, sondern sich als Gesamtkomplex Mensch der feinstofflichen, übergeordneten Zusammenhänge bewusst zu werden, d.h. Erkenntnis darüber zu erlangen, woher man kommt, welche spezifischen Fähigkeiten man mitgenommen hat, welche Aufgaben in der aktuellen Inkarnation zu erledigen sind und was nach dem physischen Tod kommt.

Zusammengefasst kann gesagt werden, dass das Bewusstsein im ganzheitlichen Sinne dazu dient, sich ein entsprechendes Wissen aus dem Feinstofflichen und Grobstofflichen anzueignen. Auf dieser Grundlage sind die entsprechenden Zusammenhänge zu erkennen und es wird ermöglicht, sich dementsprechend zu verhalten. Das gilt auch hinsichtlich gesundheitlicher Entscheidungen. Denn jede Entscheidung, auch die Entscheidung für oder gegen das Impfen, berührt beide Schichten des Menschen, die feinstoffliche und die grobstoffliche Schicht.

---

[20] vgl. Bahnsen, Biologie der Seele, oben

Der Mensch als geistig-seelisches Wesen

Der Mensch ist kein menschliches Wesen, das eine spirituelle Erfahrung macht, sondern ein spirituelles Wesen, das eine menschliche Erfahrung macht. Wenn ein Atom zu 99,9 % aus leerem Raum und 0,1 % Materie (Elektronen und Quarks) besteht, muss demzufolge auch der Mensch so aufgebaut sein. Ein Mensch ist jedoch im Gegensatz zu einem Stein ein lebendiges Wesen, das geboren wird, wächst und stirbt. Anders als eine Pflanze kann sich ein Mensch aktiv von einem Ort zum anderen bewegen und bewusste Handgriffe ausführen. Im Unterschied zum Tier können Menschen bewusst mit der Umwelt kommunizieren, sie durch die Sinnesorgane wahrnehmen und aktiv und zielgerichtet auf unterschiedlichste Art verändern. Sie können die Natur manuell bearbeiten, indem sie Behausungen, Hausrat und Werkzeug herstellen oder sie komplett umgestalten, indem sie einen Acker oder ein Bergwerk anlegen oder grosse Städte bauen. Sie sind ausserdem in der Lage, untereinander auf komplexe und vielschichtige Weise mit den unterschiedlichsten Medien zu kommunizieren. Sie können miteinander sprechen, Vorträge vor Publikum oder über Medien halten, Texte in Zeitschriften, Büchern und für digitale Medien schreiben, die andere wiederum lesen und kommentieren können. Zudem verfügen Menschen, anders als ein Tier, über einen freien Willen, das bedeutet kurz gesagt: Der Mensch kann sich und seine Welt aktiv und selbstbestimmt gestalten. Er nimmt freiwillig an etwas teil oder eben auch nicht.

Menschen haben sehr unterschiedliche Vorstellungen darüber, ob es ein Leben vor der Geburt und nach dem Tod gibt. Einige halten dies für unvorstellbar. Für sie existiert nur das gerade gelebte Leben. Andere wiederum gehen von einem irdischen Leben aus, dem dann je nach Glaube und Bewährung in diesem Leben der Himmel oder die Hölle folgt. Wir finden in den verschiedenen menschlichen Kulturen und Religionen die unterschiedlichsten Jenseitsvorstellungen, bis hin zu verschiedenen Wiedergeburtsvorstellungen. Ganzheitlich betrachtet, muss man angesichts der Entstehung eines menschlichen Individuums aus zwei Zellen davon ausgehen, dass hinter dem Wunderwerk der Natur auf jeden Fall mehr steckt als der Zufall. Im Übrigen ist alles in einen Kreislauf des Lebens eingebunden, von den Mineralien über die Edelsteine und Pflanzen bis hin zu Tieren und Menschen.

Ein menschliches Individuum kann, ganzheitlich betrachtet, als Dreiheit gesehen werden, wobei zwei Teile als Körper und Seele auf der Erde manifestiert sind. Der dritte, geistige Teil ist dagegen nicht inkarniert, steht jedoch mit der Seele jederzeit in Verbindung.

Legen wir diese spirituelle Vorstellung unserer Impfentscheidung zugrunde, wird schnell deutlich, dass ein blosser Verweis auf die grobstofflichen Wirkungen und Nebenwirkungen des Impfens hier nicht ausreichend ist. Wir müssen auch erörtern, wie ein menschliches Individuum als Ganzes reagiert und welchen Sinn Krankheit oder Impfung aus ganzheitlicher Sicht machen.

Der Körper ist das physische Transportmittel, mit welchem wir uns überhaupt auf Mutter Erde manifestieren können. Wir inkarnieren[21] in dieses Vehikel, bauen es auf und leben und wirken in ihm. Wir lernen damit im Laufe der Zeit mehr oder weniger gut umzugehen. Unser Körper ermöglicht uns, zu reden, zu laufen, zu schwimmen und vieles mehr. Achten wir gut auf ihn, dann „hält" er länger und es macht länger Spass, ihn zu bewohnen. Üben wir Raubbau an ihm, dann entstehen schnell Probleme wie Krankheit oder Gebrechen.

Der Körper ist technisch gesehen die Hardware, mit welcher wir ins irdische Leben eingreifen. Er ist hauptsächlich aus Stickstoff N, Sauerstoff O, Kohlenstoff C und Wasserstoff H (NOCH) aufgebaut. Zwar überwiegen die vier Elemente, allerdings sind diese - in Kombination mit vielen anderen Stoffen - so komplex zusammengesetzt, dass ein Mensch sich zu einem differenzierten, bewussten Individuum entwickeln kann, das in der Tierwelt beispielsweise nur ansatzweise so ausgeprägt existiert. Diese Individualität, die wir schon unmittelbar

---

[21] inkarnieren = ins Fleisch gehen

nach der Geburt in jedem Menschen erkennen können, wird durch die Seele „geformt". D.h. jede Seele, der wahre Kern eines jeden Menschen, formt sich zu einem wesentlichen Teil ihren Körper im Zusammenspiel mit der Umwelt und der Kommunikation mit ihr und anderen Individuen selber.

Der Körper in seiner Struktur, Aussehen, Erhalt von Gesundheit oder Entwicklung von Krankheit usw., ist Ausdruck der seelischen und geistigen Tätigkeiten. Vor allem die in ihm inkarnierte Seele hat einen grossen Einfluss. Diesem engen Zusammenspiel von Körper und Seele zufolge steuert die Seele zusammen mit den physischen Regelmechanismen den gesamten Körper, wie etwa Stoffwechsel, Aufnahme und Ausscheidung von Stoffen, Hormonproduktion und Organfunktionen. Vor allem die willkürlichen Bewegungen werden von der Seele gesteuert. Die Seele benutzt den Körper, um im Idealfall die richtigen, für ihren Entwicklungsstand passenden Erfahrungen zu machen und Erkenntnisse zu erlangen. Sie erfüllt idealerweise ihre Lebensaufgabe. Sie ist ein in sich selbst funktionierendes denkendes, fühlendes, feinstoffliches Wesen. Sie nimmt bei jeder Inkarnation die notwendigen Bausteine (Talente, Charaktereigenschaften und Lebensaufgaben) mit, um auf dieser Grundlage weiter dazuzulernen. Die notwendigen Verbindungen zur geistigen Welt stellt sie eigenständig her, sofern sie daran nicht gehindert oder gar blockiert wird. Somit kann jede Seele die notwendigen Voraussetzungen schaffen, um die geplanten Lebensaufgaben für die gerade aktuelle Inkarnation auf dem bestmöglichen Weg zu erreichen.

Den Weg der Seele in die materielle Existenz ist mit einem Abstieg aus der Heimat der Seelen - der geistigen Welt - vergleichbar, indem diese den Nebel des Vergessens durchschreitet, weswegen sie sich nach der Geburt nicht mehr an ihr vorgeburtliches Sein erinnert. Hierzu gibt es neuere spirituelle Erkenntnisse[22]. Diese postulieren

---

[22] Abnahme Erdmagnetfeld: In diesem Zusammenhang werden u.a. auch die Änderungen der Sonnenflecken und des Erdmagnetfeldes sowie die Annäherung an das galaktische Zentrum als Auslöser des spirituellen Phänomens betrachtet.

aufgrund unterschiedlicher kosmischer und naturwissenschaftlicher Faktoren, dass sich seit einigen Jahrzehnten die Seele nicht so tief in die materielle Existenz inkarnieren muss. Auf dieser Vorstellung basieren auch die in den 1990er-Jahren von einigen Menschen identifizierten Indigokinder.

Heute wird von manchen spirituell Suchenden auch schon von Kristallkindern, Diamantkindern und Regenbogenkindern gesprochen, wie sich anhand einer ganzen Reihe von Veröffentlichungen zu diesem Thema zeigt. Diese Kinder, die teilweise auch einfach als reifere Seelen bezeichnet werden, durchschreiten bei ihrer Inkarnation den Nebel des Vergessens nicht so weit wie die vorhergehenden Generationen, weshalb sie sich leichter an ihre vorgeburtliche Existenz und ihr kosmisches Wissen erinnern können.

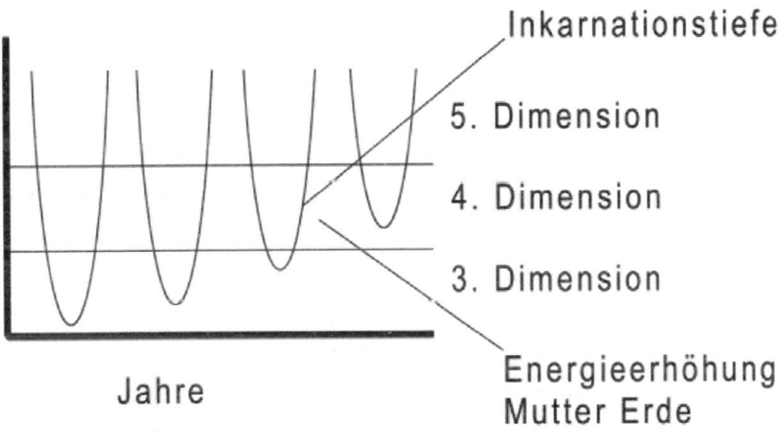

Diese Grafik soll verdeutlichen, dass es keine Unterschiede in den so genannten seelischen Qualitäten (mehr oder weniger bewusste Menschen) gibt, sondern dass es sich um eine unterschiedliche Inkarnationstiefe handelt, die aussagt wie stark eine Seele ans Materielle gebunden wird. Die so genannten Kinder der neuen Zeit bringen nicht ein höheres Bewusstsein mit sich, sondern sie mussten weniger weit durch den "Nebel des Vergessens" gehen. Vor fünfzig und mehr Jahren war der Mensch noch wesentlich mehr in der Materie verankert, als dies heute der Fall ist. Aber immer wirkt der freie Wille: Der Mensch muss sich aus der Materie lösen wollen.

Sicher wäre es einfacher, sich bei der Geburt an die vorgeburtliche Existenz und die Lebensaufgabe zu erinnern, um zu wissen, was man zu tun hat. Allerdings will die Schöpfung sich selbst mit allen Facetten und Möglichkeiten erfahren und dies ist nur möglich, wenn höhere Schöpfungswesen, wie auch die in den Menschen innewohnende Seele, einen freien Willen haben. Der freie Wille wäre aber unnötig, wenn wir bei jeder Inkarnation schon wüssten, was zu tun ist. Wir würden keine Fehler und damit auch keine neuen Erfahrungen machen. Damit würden wir die Chance zu individueller Erkenntnis und Reifung verpassen. Für diesen Prozess sind das wahre Selbst und das Ego wegweisend.

Ego oder wahres Selbst

Die Zwei ist Zweifel, Zwist, ist Zwietracht, Zwiespalt, Zwitter;
Die Zwei ist Zwillingsfrucht am Zweige süss und bitter.[23]

Ein neugeborenes Kind ist egoistisch, dies aber absolut nicht bösartig. Es schreit ungeachtet der Tageszeit, wenn es Hunger hat, weil es anders seine Bedürfnisse noch gar nicht kommunizieren kann. Nach ein paar Wochen, bis es sich eventuell daran gewöhnt hat, dass seine Eltern nicht so gerne nachts um drei aufstehen, fängt es an, seine Wahrnehmungen in sein Leben zu integrieren. Es lernt den Tages-/Nachtrhythmus umzusetzen. In der weiteren Entwicklung merkt das Kind, dass es mit einem gewissen Verhalten aneckt. Es passt sein Verhalten an und lernt auch so wieder, wie es besser und einfacher geht. Dies geht nicht, ohne klare Grenzen zu setzen. Denn Grenzen sind wichtig für die gesunde und spirituelle Entwicklung.

Ein negatives Ego entwickelt sich erst aus dem weiteren Lernen und Beobachten. Als Vorbilder dienen Personen aus Gesellschaft,

---

[23] Friedrich Rückert: Die Weisheit des Brahmanen, 1836-1839, in: http://projekt.gutenberg.de

Politik, Wirtschaft, in erster Linie jedoch aus dem unmittelbaren Umfeld des Kindes, wie etwa Eltern und Verwandte, Freunde und Schulkameraden sowie Lehrer bzw. Erziehungspersonen. In der Kommunikation mit diesen anderen bildet sich ein mehr oder weniger starkes Ego aus. Die Trennung zwischen EGO und wahrem Selbst ist nicht einfach und nicht mit einer klaren Trennlinie versehen. Dennoch soll in den nächsten Abschnitten versucht werden, das Ego und das wahre Selbst isoliert voneinander darzustellen. Denn die Kenntnisse der Einseitigkeit vor allem des eigenen Egos sind wichtige Erkenntnisse auf dem Weg zur Bewusstwerdung.

Das Ego - Verführer und Lehrer

Jeder Mensch hat seine Muster, Eigenheiten, Gewohnheiten, emotionale Muster und einiges mehr. Jeder Mensch ist eigen, ein Individuum. Es gibt angenehme und unangenehme Zeitgenossen. Solche, mit denen man Äpfel stehlen und durch Dick und Dünn gehen würde. Anderen wird lieber aus dem Weg gegangen.

Diese Individualität kommt aus der den Menschen prägenden Vergangenheit. Sie stammen aber auch aus dem Lebensplan, welche jede Seele vor der Inkarnation ausarbeitet, um die für das grosse Ganze und für sich selber die bestmöglichen Erfahrungen zu machen. Da es einer Welt wie der Erde eigen ist, dass nicht alle Professor, Staatsoberhaupt usw. sein können, gibt es die breite Palette an Charakteren.

Das Ego, der egoistische Anteil des Menschen, hat mehr oder weniger ausgeprägt jeder Menschen. Manche haben das Ego recht gut im Griff, andere leben es in vollen Zügen aus. Manche merken es, wenn sie wieder einmal so richtig egoistisch gehandelt haben und bedauern es. Sie schwören sich, dies nicht mehr zu machen, wollen also aus dem Fehler lernen. Andere reagieren sauer, wenn man sie auf ihr Ego aufmerksam macht.

Das Ego kann uns auf dem Weg zu spiritueller Erkenntnis als Lehrer dienen, immer vorausgesetzt, der Mensch ist sich der Unterschiede zwischen dem Ego und dem wahren Selbst bewusst. Immer wieder kommen wir in Situationen, aus denen wir lernen dürfen. Das Ego bringt uns über Muster aus dem Bereich der Gewohnheiten, der Ängste und anderer Emotionen immer wieder in wichtige Lernsituationen. Sobald die zugrunde liegenden Muster, Ängste, Emotionen, Dogmen usw. aufgelöst werden, wird der Mensch weniger egoistisch. Das wahre Selbst bekommt eine grössere Gewichtung.

Nicht jeder egoistische Mensch ist bösartig egoistisch, sondern er kann nicht anders. Er hat es nicht anders durch seine Umwelt gelernt. Er wurde auch nie oder nur am Rande auf seinen Egoismus hingewiesen. Es gibt Menschen, die sind regelrecht kranke Egoisten. Irgendein Etwas in seiner Vergangenheit hat auf körperlicher oder psychischer Ebene diesen Menschen zum Egoisten gemacht. Zu einer der Möglichkeiten, welche den Menschen von seinem wahren Selbst trennen und damit dem Ego näher bringen kann, zählen die Impfungen.

Viele Emotionen wie Ängste und andere negative Emotionen und auch starke emotionale Schwankungen stammen aus dem Ego. Genauer gesagt, nur das Ego reagiert darauf, vor allem auf die Angst. Auch selbstzerstörerische Gedanken und negative Einstellungen sind Ausdruck des Egos. Denn die neutrale geistige Welt kann nicht verurteilend, schlechtmachend usw. sein, da in der geistigen Welt die Polarität nicht vorhanden ist.

Das Ziel eines bewusstwerdenden Menschen ist immer, das eigene Ego in den Griff zu bekommen und so gut wie möglich abzubauen. Denn schlussendlich ist das wahre Selbst der spirituelle Kern des Menschen.

Andrew Cohen[24] fasst das Ego mit folgenden Worten sehr passend zusammen:

Es ist der Teil in dir, der nicht das geringste Interesse an Freiheit hat, sich als Opfer des Lebens fühlt, alles vermeidet, was seinem Selbstbild widerspricht, einzig und allein an seinen persönlichen Ängsten und Begierden interessiert ist und nur für sich selbst lebt. Das Ego ist eine antievolutionäre Kraft von gewaltiger Trägheit in der menschlichen Natur, - der Vergangenheit verhaftet, mit enormer Angst vor Veränderung und nur danach bestrebt, den Status quo zu erhalten.

Das wahre Selbst, der bewusste Anteil

Das wahre Selbst ist der Teil im Menschen, der schon auf der Erde in der menschlichen Inkarnation zum Höheren strebt, sich verwirklichen will, sich spirituelles Wissen aneignet, resp. sich dessen öffnet und erinnert, und sich bewusst wird, dass der Mensch mehrdimensional ist. Alles, was durch das wahre Selbst transformiert wird, entzieht sich somit dem Einflussbereich des Egos. Im wahren Selbst ist Angst ein Fremdwort. Seine Aktionen sind von der Vernunft und dem Gewissen geleitet, sie sind also nicht leichtsinnig und unvernünftig. Je stärker das wahre Selbst gelebt wird, desto authentischer und desto wahrer ist der Mensch.

In der materiellen, diesseitigen Existenz sind Ego und wahres Selbst allerdings keine reinen Erscheinungsformen. Die Übergänge zwischen den beiden sind fliessend. Der Entwicklungsprozess des Menschen ist ein fortlaufender Prozess. Dementsprechend steckt auch in einem materialistisch orientierten und vollkommen egoistischen Menschen ein wahres Selbst, das lediglich auf die Gelegenheit wartet sich entsprechend zu entfalten.

---

[24] Cohen, Andrew: Das Ego, Eine anti-evolutionäre Kraft; in: http://www.andrewcohen.org/de/teachings/authentische-selbst-ego.asp

Ego und wahres Selbst als Gegenspieler

Es bestehen zu unserer Unterstützungen deutliche Unterscheidungsmerkmale zwischen dem Ego und dem wahren Selbst. Diese zu erkennen sind sehr wertvolle Werkzeuge auf dem Weg der Bewusstwerdung.

Das wahre Selbst wertet nur für sich selbst, um zu entscheiden, auch hinsichtlich einer Impfung. Mit werten ist nicht verurteilen gemeint, sondern für sich den Wert einer Sache zu bestimmen und sich danach zu entscheiden, die Sache anzunehmen oder eben nicht. Das Ego verurteilt. Es lebt stark von Vorurteilen und in den bestehenden Dogmen und bildet sich damit seine "Meinung". Das Ego hat Angst loszulassen und sein Meinungsbild neu aufzubauen, hält deshalb lieber an Dogmen fest.

Emotionen bestimmen oft das Leben eines Menschen. Das Ego nährt sich von den eigenen wie fremden vor allem negativen Emotionen und lebt hauptsächlich aus dem emotionalen Bereich heraus: es ist genervt, es ärgert sich, es regt sich auf, es hasst, es verfällt in Wut, es freut sich überschwänglich, wird neidisch und kann schadenfroh sein. Mit anderen Worten: „himmelhoch jauchzend“ und „zu Tode betrübt“ sind Eigenschaften des insgesamt unausgeglichenen Egos. Die Entscheidungen des Egos sind dementsprechend wenig durchdacht. Hören Sie bei Ihrer Impfentscheidung auf das, was Ihnen Ihr wahres Selbst, Ihr Bauchgefühl und Ihre Vernunft sagen und nicht zu welchen Entscheidungen sie eigene und fremde Emotionen zwingen wollen. Wird Ihnen Angst gemacht, dann ist das die Angst des anderen (Ego). Dieses will, dass Sie auch so denken und handeln, um nicht selber denken zu müssen und dadurch unsicher zu werden.

Das wahre Selbst ist Chef des Körpers. Es sagt dem Körper, was er zu tun hat. Wird der Körper trotzdem krank, werden die Signale aus der geistigen Welt erkannt, die Mitteilungen des Körpers entschlüsselt und die entsprechenden Lehren daraus gezogen. Das wahre

Selbst kennt die Grenzen des Körpers und überfordert diesen auch nicht[25]. Es kennt den Wert des Transportmittels Körper für diese Inkarnation. Denn ohne diesen Körper kann sich eine Seele irdisch nicht so manifestieren und lernen wie geplant. Dem wahren Selbst sind innere Werte, die eigenen und die der Mitmenschen, wichtiger als die äusseren Werte. Dem wahren Selbst sollte allerdings die Möglichkeit geben werden, sich zu entfalten, was mit der heutigen UnteNhaltungsindustrie, der Erziehung, dem Schulsystem und auch Impfungen und Medikamente (z.B. Ritalin) immer stärker verhindert wird. Bewusste Menschen, aus dem wahren Selbst lebend und agierend, lassen sich viel schlechter manipulieren und vor allem nicht über die Emotionen steuern. Die Angstmachereien prallen an solchen Menschen ab. Die Seele ist emotional ausgeglichen, sie ist an sich neutral. Je mehr der Mensch sein wahres Selbst lebt, desto ausgeglichener - nicht nur emotionell - ist er.

Das Ego, welches nur den materiellen Verstand benutzt, kann mit diesem lediglich einen sehr kleinen Teil der Gesamtheit (0.01%) erfassen. Auf der Grundlage des Egos zu entscheiden, kann uns leicht in die Irre führen. Vor allem die meist materiellen und verstandesgeführten Wissenschaften entscheiden auf dieser Basis. Es sind die rein materiellen Entscheide, deren Auswirkungen wir heute am doch eher katastrophalen Zustand unserer Umwelt und auch der Gesellschaftstrukturen erkennen müssen.

Die wahre Vernunft ist eine Herzensangelegenheit. Das Herz ist der Sitz des Gewissens und des Mutes. Nicht grundlos wird von Herzlosen gesprochen, die kein Gewissen (Mitgefühl, Ethik und Moral) bei ihrem Tun zeigen. Der Fachbegriff für einen solchen Menschen ist Soziopath.[26]

Das wahre Selbst gibt ohne zu verlangen. Es fordert keine Gegenleistung. Es gibt, solange es kann, sogar das berühmt berüchtigte

---

[25] Lehrreich sind in diesem Zusammenhang die Kenntnisse der Psychosomatik.

[26] Siehe Buch "Der Soziopath von nebenan" von Martha Stout

letzte Hemd, wenn es dies für wichtig und richtig hält. Es sagt aber auch klar Stopp, wenn es merkt, dass es nur ausgenutzt wird.

Das Ego sucht Anerkennung, Aufmerksamkeit, leitende Positionen, die Öffentlichkeit für die Eigendarstellung sowie den materiellen Sinn im Leben. Es prägt unsere Wirtschaft und Wissenschaft und damit auch den Wunsch einzelner Menschen, mit Impfstoffen Gewinne zu erzielen.

Jeder Mensch hat irgendwo einen wunden Punkt. Trifft nun ein anderer Mensch mit irgendwelchen Äusserungen oder Taten diesen wunden Punkt, dann ist das Ego verletzt. Statt dankbar für das Aufzeigen eines Mangels zu sein, wird abweisend, aggressiv, verstört, beleidigt oder anderweitig emotional reagiert. Oft findet eine Abkehr der „verletzten" Person von dem Wachmacher statt. Das Ego entfernt sich, weil es den Kritiker beispielsweise für gemein, hinterhältig oder fies hält. Impfkritiker sehen sich auch aus diesem Grund häufig als ungeliebte und abgewehrte Mahner wieder. Wer liebt es schon mit seinen über die Jahre krampfhaft aufgebauten Ängsten, Glaubensdogmen und Emotionsmauern konfrontiert zu werden?

Das Ego konsumiert gerne und dies ohne viel darüber nachzudenken, was ihm an Unterhaltung vorgesetzt wird und welche Absichten möglicherweise dahinter stehen. Das Ego kann auch kritiklos mediale Impfwerbung konsumieren und sich gedankenlos daran orientieren. Die Egos sind die Konsum-Enten.

Das Ego hängt in der Vergangenheit fest und hat Angst vor der Zukunft. Die Angst vieler Menschen vor der Zukunft und die daraus entstehenden Problematiken stellen ein globales Problem dar. Und diese Angst kann beispielsweise dazu führen, dass man sich und seine Kinder impfen lässt, ohne dies wirklich gründlich zu durchdenken.[27]

[27] Weiteres siehe Kleinbuch "Angst - meist unnötig, grundlos und hinderlich" von Daniel Trappitsch

Das wahre Selbst lebt in der Gegenwart, der einzigen Realität. Denn Zukunft und Vergangenheit sind nur Gebilde des Faktors Zeit. Denkt man sich den Faktor Zeit weg, verschwinden auch Zukunft und Vergangenheit. Aufgrund dieses Wissens kennt das wahre Selbst auch die Möglichkeiten, die Wahrscheinlichkeiten dessen, was die Zukunft bringen kann. Es sieht mögliche Gefahren schon lange voraus und richtet das Leben entsprechend aus.

Das Ego versucht die Vergangenheit als Massstab für alles zu nehmen, es kann sie nicht loslassen, gibt dem in der Vergangenheit Erlebten aber für alles die Schuld. Die Vergangenheit ist vergangen, sie ist nicht mehr zu ändern. Das wahre Selbst ist sich bewusst, dass jedes Tun in der Gegenwart Auswirkungen auf die Zukunft hat. Es lebt die Gegenwart so gestalterisch, dass die Zukunft keine Angst macht. Denn das Ego hat Angst vor der ungeschriebenen Zukunft, weshalb es lieber nichts in der Gegenwart verändert, um nicht mit Ungewissem konfrontiert zu werden. Es braucht eine Sicherheit, auch wenn diese nicht viel her gibt. Es hält sich krampfhaft daran fest. Auch ist das Ego manipulierbar, das wahre Selbst nicht.

Vor allem sind die Auslöser von Ängsten zum Beispiel Erlebnisse aus der Vergangenheit, die dem leidenden Menschen nicht mehr bewusst sind. Er hat lediglich Angst vor Liftkabinen, engen Räumen, Krankheiten oder ähnlichen Dingen und Situationen. Dass es einen Auslöser der Angst gibt, können der betreffende Mensch oder sein Therapeut zwar herausfinden, die Vergangenheit lässt sich jedoch nicht mehr ändern. Geändert werden können der Blickwinkel und die Haltung zur Vergangenheit! Mit Änderung des Blickwinkels ist es möglich, die Auswirkungen vergangener Ereignisse auf die Gegenwart zu verändern, somit Ängste und Probleme aufzulösen und positiv in die Zukunft zu gehen. Wird die emotionelle Verbindung, wie zum Beispiel Hass und Wut gegenüber dem damaligen Verursacher gelöst, dann ist ein weiterer wichtiger Schritt getan. Wir können nur die Zukunft aktiv gestalten, denn diese besteht als Möglichkeit, die sich entsprechend unserer Taten und der Taten anderer erst noch manifestiert. Sie ist nicht in Stein gemeisselt wie die Vergangenheit.

Eine Schlucht, auf die ein Auto zurast, wird nicht einfach verschwinden. Man muss als Fahrer selbst angepasst reagieren, um einen Sturz in die Tiefe zu verhindern. Erst die aktive Gestaltung des Menschen oder zumindest die klare Willensäusserung zur aktiven Gestaltung des eigenen Lebens in der Gegenwart und damit der Zukunft ermöglicht das Eingreifen der geistigen Welt. Die geistigen Gesetze werden von der geistigen Welt niemals verletzt[28] und sollten auch vom Menschen beachtet und ins Leben integriert werden. Was sind nun aber die geistigen Gesetze?

Die geistigen Gesetze

Den geistigen Gesetzen[29] oder Naturgesetzen liegt die ganze Welt zugrunde. Man sollte die geistigen Gesetze begreifen, um spirituelle Zusammenhänge erfassen zu können. Die Erkenntnisse und das Begreifen dieser Themen sollte in der schulischen Grundausbildung unserer Kinder berücksichtigt werden, um ihr wahres Selbst zu stärken und sie zu bewussten, selbstverantwortlichen und selbstständigen Menschen heran wachsen zu lassen.

Anders als die vielfältigen irdischen Rechtsformen, kennen die geistigen Gesetze keine Unterschiede. Den geistigen Gesetzen entgegen gerichtetes Tun hat gemäss verschiedenen spirituellen Vorstellungen eine direkte, wenn auch nicht selten verzögerte Wirkung.

Klar kann meist erkannt werden, ob die geistigen Gesetze beachtet werden oder nicht. Falls mit Druck, Zwang oder Angst etwas "verkauft" werden will, werden die geistigen Gesetze missachtet. Wie findet die Impfaufklärung seitens der Behörden und Ärzte statt?

---

[28] Es gibt ganz wenige Ausnahmen, wo dies dennoch der Fall sein kann. Aber darauf kann nicht näher eingegangen werden.

[29] Zu den geistigen Gesetzen vgl. auch die Lehren von Kurt Tepperwein, in: http://www.tepperwein.at

Seit es Impfungen gibt existieren Impfkritiker und Impfgegner. Dies nicht aus Langeweile, sondern weil seit Anbeginn der Impfungen die negativen Folgen beobachtet, aber auch die ganzheitlichen Zusammenhänge des Menschen verstanden wurden und werden. Deshalb ist es nicht wirklich verwunderlich, wenn spirituell erwachende Menschen sehr wahrscheinlich auf entsprechende impfkritische Argumente treffen. Die daraufhin folgende ständige Konfrontation mit impfkritischen Argumenten führt schliesslich dazu, dass der erwachende Mensch sich immer mehr mit den Gesetzen des Lebens befasst.

Anders als der spirituell unbewusste Mensch, der weder die Zusammenhänge des Lebens noch die geistigen Gesetze kennt oder auch nur kennenlernen will, beginnen bewusstere Menschen, sich mit dem Thema zu beschäftigen. Damit lassen sie das alte Bild, die Ängste und Dogmen los, welches sie bisher geprägt hat. Ein Bild, das von schulmedizinisch behandelnden Ärzten und Impfwerbung stammt. Der Verlust der Angst[30] (vor Krankheiten) ermöglicht einen Zuwachs an Vertrauen gegenüber dem Leben und ein Erwachen der Liebe zur Schöpfung.

Die Schöpfung ist perfekt, denn Gott würfelt nicht. Jeder Mensch auf Mutter Erde wird grundsätzlich gesund geboren, abgesehen von den eher seltenen (genetischen) körperlichen und geistigen Behinderungen, die teilweise auch von Giftstoffen, denen Mutter und Fötus ausgesetzt sind, ausgelöst werden können. Auch die nach der Geburt, im Laufe des Kinderlebens verabreichten Impfungen können zu körperlichen und geistigen Schäden führen.[31]

Erwachende Menschen können durch Aufbau von Vertrauen in die Schöpfung erkennen, dass die Natur gut vorgesorgt hat: Sie ist perfekt. Sie erfahren dann auch, dass es überwiegend unnötig ist, mit seinem gesunden Kind einen schulmedizinischen Kinderarzt aufzu-

---

[30] Sie verlieren gar nichts! Sie lassen nur etwas Unnützes los und machen Platz für Sinnvolleres.
[31] Siehe dazu das Literaturverzeichnis

suchen. Mit entsprechendem Vertrauen und fachlicher Unterstützung können leichte Erkrankungen naturheilkundlich bestens behandelt werden. Durch diese Bewusstseinserweiterung ist es leichter, sich gegen Impfungen zu entscheiden. Nebst den intellektuellen Argumenten wird das Bauchgefühl entwickelt. Beides sind wertvolle Instrumente, die gleichermassen benutzt werden sollten. Denn neben dem Vertrauen wird Wissen benötigt und zwar nicht nur schulmedizinisches, sondern auch naturheilkundliches ganzheitliches Wissen.

In den höheren Dimensionen gelten die geistigen Gesetze ohne wenn und aber und sind als fixe Bestandteile integriert. In der irdischen Inkarnation kann das menschliche Individuum allerdings frei entscheiden, wie es sich zu einer bestimmten Sache verhalten will.

Das Gesetz des freien Willens

Eines der wichtigsten Gesetze ist das Gesetz des freien Willens. Dieses Gesetz ist die Voraussetzung für die freie Entwicklung und die Erfahrungen der Seele.

Manche religiösen Vorstellungen gehen davon aus, dass wir gar keinen freien Willen besässen und dies nur eine Illusion sei. Andere Vorstellungen sagen, dass alles vom Schicksal bestimmt sei und wir dementsprechend nichts an den Umständen ändern könnten. Wiederum andere haben sich gar keine Vorstellung gemacht. Alle Vorstellungen halte ich für gefährlich, da sie den Menschen zu einem willenlosen, steuerbaren und unbewussten, gleichgültigen Geschöpf macht.

Die Konsequenzen aus seinem Handeln hat jeder einzelne Mensch zu tragen. Wir können als Soldat in der Armee das Töten ablehnen, müssen jedoch die irdischen Konsequenzen als Dienstverweigerer tragen. Bei einer aktiven Teilnahme an einem Krieg müssen wir jedoch ethisch und moralisch die Konsequenzen tragen. Durch eine solche Teilnahme werden wir zu Mördern. Nicht grundlos ist das Kriegstrauma bei Kriegsveteranen eines der grössten Probleme.

Der freie Wille ist das Gesetz, das uns dabei hilft eine Impfentscheidung wirklich frei zu treffen. Wir brauchen uns keine Vorgaben machen zu lassen, wir dürfen und sollen frei entscheiden. Und bislang gibt es, zumindest für die Menschen in den meisten europäischen Staaten, keinen Impfzwang. Wir sollten uns allerdings aktiv dafür einsetzen, dass diese Freiheit auch so erhalten bleibt. Bei den Impfungen von Kindern sollten wir darauf achten, dass der elterliche freie Wille erhalten bleibt.

Das Gesetz von Ursache und Wirkung

Was du säst, wirst du ernten! In Landwirtschaft und Gartenbau ist das offensichtlich. Diese alte Weisheit gilt auch im übertragenen Sinn. Auf der emotionalen Ebene können wir davon ausgehen, dass Hass säen keine Liebe ernten lässt, wir also liebend auf andere zugehen müssen, um auch Liebe zu erhalten. Oder kennen sie einen Fall, wo Kartoffeln gesät wurden, aber Gurken heranwuchsen?

Das Gesetz der Resonanz

Man zieht das an, was man aussendet. Wer als Individuum von Angst geprägt ist und diese auch aussendet, wird in der Regel überall Angst wahrnehmen resp. mit anderen ängstlichen Menschen in Resonanz gehen und diese auch immer wieder antreffen. Damit verfällt man dem Irrtum, dass alle gleich denken und die gleiche Einstellung, wie zum Beispiel die zum Impfen, haben.

Sobald sich die innere Einstellung ändert, ändert sich auch das Umfeld und automatisch wird ein anderer Freundeskreis angezogen. Aufgrund der neuen Schwingung treten neue Menschen in das Leben. Solche, die es bereichern. Wer sich einer schädlichen, negativen Umgebung (Resonanzfeld), in der man sich nicht entfalten kann, bewusst wird, sollte diese unbedingt rasch verlassen bzw. aufgeben.

Denn wenn wir ausgebremst werden und uns nicht entfalten und die von uns benötigten Erfahrungen in dieser Inkarnation nicht machen können, erfahren wir klare Signale, die uns wecken sollen.

Schicksalsschläge

Schicksalsschläge sind nicht als böse Schikane zu begreifen, sondern dienen der Bewusstmachung von Fehlern. In diesem Zusammenhang sind vor allem "plötzliche" Krankheiten[32] nicht sinnlos, sondern sie fordern uns auf, innezuhalten, zu reifen und etwas zu ändern, um Schlimmeres zu vermeiden. Gerade aus der naturheilkundlichen Anamnese kennen wir Beispiele, die uns zeigen, wie sich aus anfänglich leichten Beschwerden eine schwere chronische Krankheit entwickelt hat. Die Signale wurden anfänglich nicht verstanden und lediglich symptomatisch angegangen.

Manche Menschen werden aus heiterem Himmel von einem schweren Schicksalsschlag heimgesucht und sie sterben plötzlich und unerwartet, was für die Angehörigen natürlich schlimm ist. Andere werden von einzelnen oder mehreren kleinen Schicksalsschlägen getroffen, die uns zeigen können, dass die Richtung oder die Art und Weise des Lebens nicht mit der Lebensaufgabe übereinstimmt. Ähnlich dem kleinen Reflexhammer zur Prüfung der organischen Reflexe, werden mit den kleinen Schicksalsschlägen die seelischen Reflexe des Menschen geprüft.

Dazu bedient sich die geistige Welt vieler verschiedener Methoden, wie etwa lästige Beschwerden, kleine Unfälle, „dumme" Zufälle, andere zufällig getroffene Menschen, Aussagen anderer Menschen und einiges mehr. Diese Aufwachanstösse werden aber selten wahrgenommen, sondern oft ignoriert oder als vorübergehende lästige Irritation beiseitegeschoben. Wer die ersten feinen Signale zu deuten weiss, braucht keine lauten Signale, um wach zu werden.

---

[32] Sehr selten sind Krankheiten plötzlich, sondern sie entwickeln sich gar über Jahrzehnte und zeigen nicht selten schon in den Anfangsstadien Symptome. Nur muss dieser Zusammenhang auch erkannt werden.

Denn die lauten Signale sind die, die wirklich Schmerzen verursachen. Ob psychisch oder physisch, sei dahingestellt. Ein Ignorieren ist nicht mehr möglich. "Ach hätte ich doch..." ist dann meistens zu spät. Oder wie Pfarrer Sebastian Kneipp sagte:

Wer heute keine Zeit für seine Gesundheit hat,
wird später viel Zeit für seine Krankheit brauchen.

Die Aussage „Das hat mich wie ein Hammer getroffen!" stammt mitten aus dem Leben, sollte aber ergänzt werden mit: "...was ich eigentlich schon lange habe kommen sehen!". Soweit muss es aber nicht kommen.

Das Gesetz der Resonanz wirkt auch bei Impfentscheidungen. Ein grosser Teil der Bevölkerung hat Angst vor den Krankheiten, gegen die das Impfen schützen soll. So trifft man immer wieder auf andere Menschen, die diese Ängste teilen. Erst wenn man sich bewusst von der Angst trennt, können die "anderen" Argumente in das eigene Leben treten und aufgenommen und die Angst vor Krankheiten abgebaut werden.

Das Gesetz des Ausgleichs

Stellen Sie sich vor, sie entnehmen mit einem Eimer Wasser aus dem Ozean. Diese Wassermenge, also ein Teil vom Ganzen, befindet sich nun in Ihrem Eimer. Damit fehlt etwas im Ozean, wenn auch nur eine sehr kleine Wassermenge. Es entsteht dennoch kein Loch im Meer, denn das umliegende Wasser fliesst sofort nach. Auf dieselbe Weise müssen wir uns im spirituellen Bereich das Gesetz des Ausgleichs vorstellen. Dort wo etwas entnommen wird, fliesst der Rest stets wieder zusammen, es entsteht kein Vakuum. Das bedeutet, wenn wir etwas loslassen, kann an dessen Stelle etwas Neues entstehen. Wenn wir uns von einer Belastung, zumindest innerlich loslösen, dann machen wir Platz für Neues, z.B. einen neuen Partner, einen neuen Job, neue Erfahrungen. Jedoch nur dann, wenn es kein

Davonlaufen von einem Problem ist. Denn in einem solchen Fall holt uns das vermeintlich Zurückgelassene wieder ein.

Das Gesetz der Evolution

Alles ist im Fluss, alles bewegt sich. Selbst die Naturwissenschaft ändert im Lauf der Forschung ihre Thesen und Modelle. So stellte man sich im Mittelalter die Erde meist als flache Scheibe vor, um die sich die Sonne dreht. Im Lauf der Neuzeit musste diese Ansicht revidiert werden, nicht einmal unser Sonnensystem bildet danach noch den Mittelpunkt der Welt. Und die Physiker und Astrophysiker, die sich mit der Welt im Kleinen und Grossen beschäftigen, entwickeln immer neue Modelle, um Entstehung und Aufbau der uns sichtbaren Welt darzustellen.

Auch das Impfwissen muss selbstverständlich stets neu überdacht werden.[33] Es befindet sich ebenfalls im Fluss, zumindest in den Bereichen, in welchen das frühere Wissen nicht "eindogmatisiert" wurde. Leider sind dies nicht wenige Bereiche. So wird die dogmatische Meinung vom Segen der Impfungen heute immer mehr in Frage gestellt. In der freien Wissenschaft, die unabhängig vom Profitstreben der Pharmaindustrie forschen kann, wird das Impfen heute viel differenzierter betrachtet als früher. Eine Veränderung bezüglich der Impfungen bahnt sich seit einigen Jahren deutlich an.

Die Bedeutung der spirituellen Ebene für die Impfentscheidung

Das nachfolgende Bild einer Schere zeigt uns die beiden Möglichkeiten der Entscheidung für den egoistischen/materiellen oder den menschlichen/spirituellen Weg mit den zugehörigen Zusammenhängen auf. Die geistigen Gesetze wirken in die materielle Welt hinein. Das Erkennen und Berücksichtigen dieser Gesetze unterstützt die inkarnierte Seele auf ihrem (Lebens)Weg.

---

[33] Die Halbwertzeit des medizinischen Wissens (Halbwert = die Zeit innert welcher sich etwas um die Hälfte reduziert) wird heute mit 5-7 Jahren angegeben.

Wir sehen, wie wichtig es ist, sich bei allen Entscheidungen, inklusive der Impfentscheidung, darüber bewusst zu sein, dass eine spirituelle Ebene in Verbindung mit der materiellen existiert und diese auf jeden Fall berührt wird. Es ist darauf zu achten, dass der Entscheid möglichst nicht in die Schöpfung und deren Sammeln von Erfahrungen eingreift, damit die gesamte Schöpfung auch über jedes einzelne Individuum reifen kann. Gerade bei Impfungen gilt es sehr sorgfältig abzuwägen, inwieweit hier in die natürliche Reifung des Menschen, seiner Seele und der gesamten Schöpfung eingegriffen wird.

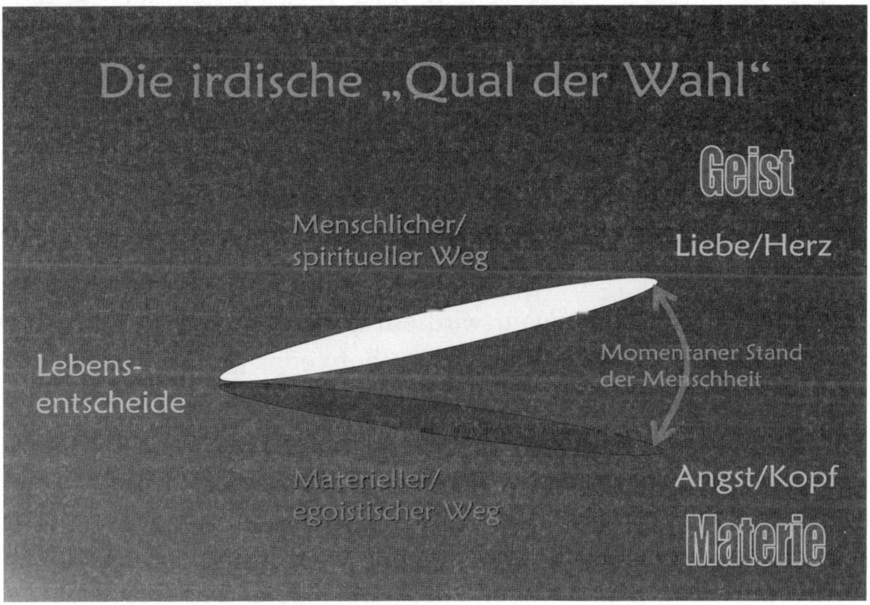

Nebenbei bemerkt: Spannend ist die Beobachtung, dass in der Medizin von Medizinern fast alles kritisiert werden darf. Nur gegen Impfungen darf ein Arzt sich nicht äussern, wenn er nicht geächtet werden will.[34]

[34] Suzann Humphries hat dies in ihrem Buch "Die Impfillusion" sehr gut dargelegt.

Impfstoffe aus ganzheitlich-naturheilkundlicher Sicht

Das Einbringen von Erregern, Erregerbestandteilen, Antikörpern oder giftigen Substanzen in den Körper des Menschen stellt nach ganzheitlich-naturheilkundlicher Ansicht einen Betrug und eine Überlistung des Organismus dar. Im Übrigen wird hier eine einzige Substanz, der Erreger, als krankheitsauslösend betrachtet. Ich halte dies für ein primitives Weltbild, das sich kaum von den Ansichten des Mittelalters, in welchem an Dämonen geglaubt wurde, unterscheidet.

Die immunologische Forschung wird auf einen einzigen winzigen Bestandteil reduziert. Auf der Basis dieser eingeschränkten materiellen Sichtweise werden bis heute Impfungen entwickelt. Die Erreger für die Impfstoffe werden abgeschwächt, abgetötet, zerstückelt oder sogar gentechnisch hergestellt. Danach injiziert man diese Lösungen zusammen mit hochgiftigen Substanzen wie Aluminium und Formaldehyd unter die Haut. Die neuste Kreation sind die genetischen Impfungen.[35]

Die eigene Immunabwehr wird durch die Impfung im Zusammenspiel mit den giftigen Zusatzstoffen entweder gelähmt oder zumindest abgeschwächt und desorientiert oder es kommt zu einer Hyperaktivität desselben. Im besten Fall ist das Immunsystem stark genug, um trotz der Verwirrung durch das Impfen einigermassen ausgeglichen zu reagieren. In der Folge können sich wegen des aus dem Gleichgewicht geratenen Immunsystems chronische Krankheiten, wie Allergien, Autoimmunerkrankungen, Diabetes usw. oder gar Tumore entwickeln.

Aus meiner Praxis und der von Kollegen weiss ich, dass geimpfte Kinder signifikant mehr krank sind als Ungeimpfte. Dies wurde in unabhängigen Studien mehrfach nachgewiesen.[36] An dieser Stelle sei noch angemerkt, dass Ärzte die homöopathisch, anthroposo-

---

[35] http://impfentscheid.ch/wp-content/uploads/Faltblatt-Genetische-Impfung-Dez14.pdf

[36] http://impfentscheid.ch/infos/vergleiche/

phisch oder sonst naturheilkundlich arbeiten und dennoch impfen, die Ganzheitlichkeit nicht verstanden haben und zu meiden sind.

Bildlich können wir uns die Abwehr von krankmachenden Substanzen bzw. Erregern als Kampf von körpereigenen Einsatztruppen gegen eine von aussen kommende Terroreinheit vorstellen. Dabei gibt es verschiedene Erregervarianten, die den Impfungen zugesetzt sind. Da es für unser Thema nicht relevant ist, welche Form eingespritzt wird, da Impfen ein grundsätzliches Problem der Überlistung des Immunsystems darstellt, wird an dieser Stelle nicht näher darauf eingegangen. Dazu steht andere Literatur zur Verfügung.[37]

Die Medizin geht davon aus, dass diese Erreger die Ursache für die Erkrankungen sind. Das ist, einmal mehr, sehr isoliert und rein materiell betrachtet. Denn in der Konsequenz müsste ja auch die Feuerwehr, welche im Brandfall immer vor Ort ist, für den Brand verantwortlich sein. Deshalb müssen wir uns fragen:

Was macht krank?

Erreger bzw. als Erreger bezeichnete Substanzen machen nicht ursächlich krank.[38] Sie nützen stattdessen eine organische oder auch psychische Schwäche des von ihnen angegriffenen Organismus aus. Dies zeigt sich sehr gut bei den so genannten Fieberbläschen (Herpesviren). Ist der Mensch und damit auch das Immunsystem im Gleichgewicht, können sie vom Organismus die "Viren" gut kontrolliert werden. Eine kleine Unpässlichkeit oder Erschöpfung kann jedoch Fieberbläschen auslösen. Dies zeigt, wie sich ein geschwächter Allgemeinzustand auf die Entstehung von Krankheitssymptomen auswirkt. Dies gilt auch für andere Erreger, wo wir ebenfalls davon ausgehen können, dass der schlechte Allgemeinzustand und nicht der Erreger an sich die Krankheit auslöst.

---

[37] Siehe dazu das Literaturverzeichnis

[38] Die Ausnahme bilden hier die Giftstoffe, welche in Impfungen, der Ernährung, Luft usw. zu finden sind. In einem ausreichenden Masse verursachen diese Symptome oder können den Menschen gar töten.

Dass früher sehr viele Menschen an Krankheiten starben, die heute als weniger gefährlich gelten, lag mit Sicherheit an damaligen miserablen Hygiene- und Lebensbedingungen.[39] Solange das Immunsystem sich im Gleichgewicht befindet, leben die Erreger grundsätzlich in Harmonie mit den Menschen. Den Wunsch, durch Impfungen, alle Erreger auszuschalten, halte ich für unrealistisch und gefährlich. Da diese sich verändern bzw. mutieren können - auch durch die Impfstoffherstellung -, wird dies eh nie möglich sein. Vertreter der Hygienetheorie sprechen ausserdem davon, dass der Versuch, jedes Risiko auszuschalten, damit vergleichbar wäre, sich bei jeder kleinen Verletzung einer aufwändigen Computertomografie zu unterziehen. Die durch so ein unverhältnismässiges Vorgehen erzeugten Kosten würden den erzielten Nutzen sehr schnell deutlich übersteigen.

Das Immunsystem hat mit dem Gehirn etwas gemeinsam: Beide sind sehr wichtige Einrichtungen im menschlichen Organismus und müssen laufend trainiert werden. Beim Gehirn bemerken wir einen Trainingsmangel relativ schnell, wenn uns z.B. das Lernen oder Konzentrieren schwer fällt. Das Immunsystem lernt andauernd durch den Kontakt mit der Umwelt (Boosterung). Durch den immer wieder kehrenden Kontakt mit mutmasslichen Erregern wird das Immunsystem "aufgefrischt".[40]

Die ganzheitliche Medizin beobachtet ausserdem, dass die "von Bakterien" ausgelösten Krankheiten seit einigen Jahren abnehmen, während die "von Viren" ausgelösten zunehmen. Neue Krankheiten sind meist viralen Ursprungs. Bakterien werden in der ganzheitlichen Heilkunde dem Stoffwechselsystem des Menschen zugeordnet, Viren gehören zum Nerven/Sinnessystem. Virale, auch durch Injizieren von Impfstoffen ausgelöste Erkrankungen richten mehr Schaden an, da es praktisch keine Medikamente, analog den Antibiotika, gibt.

---

[39] Siehe Suzann Humphries "Die Impfillusion"
[40] Eine gute Zusammenfassung finden Sie im Impfreport Nr. 107, www.impf-report.de

Impfzusatzstoffe und ihre ganzheitlichen Wirkungen

Dieses Kapitel behandelt nun das wohl vermeintlich interessanteste Thema: Die Wirkung der Impfinhaltsstoffe auf die gesunde, natürliche körperliche und spirituelle Entwicklung des Menschen. Dieses Kapitel ist quasi der Kern dieses Buches.

Beginnen möchte ich mit einem Zitat von Rudolf Steiner, Begründer der Anthroposophie. Seine Lehren sind sehr wertvoll, wenn auch die heutige anthroposophische Bewegung leider zu oft "versteinert" und damit festgefahren ist.

> *...und man wird finden - da können Sie ganz sicher sein - das entsprechende Arzneimittel, durch das man wirken wird. Damals schaffte man den Geist ab. Die Seele wird man abschaffen durch ein Arzneimittel. Man wird aus einer „gesunden Anschauung" heraus einen Impfstoff finden, durch den der Organismus so bearbeitet wird in möglichst früher Jugend, möglichst bei der Geburt, dass dieser menschliche Leib nicht zu dem Gedanken kommt: Es gibt eine Seele und einen Geist...*
>
> *Die Nachfolger der heutigen Materialisten werden den Impfstoff suchen, der den Körper „gesund" macht, das heisst so macht, dass dieser Körper durch seine Konstitution nicht mehr von solch albernen Dingen redet wie von Seele und Geist, sondern „gesund" redet von den Kräften, die in Maschinen und Chemie leben...*
>
> *...Das wird man durch körperliche Prozeduren herbeiführen. Den materialistischen Medizinern wird man es übergeben, die Seelen auszutreiben aus der Menschheit...*[41]

Steiner galt als Visionär. Oft missverstanden, heute aber sehr oft bestätigt. In meinem Erstlingswerk "Impfen - eine kritische Darstellung aus ganzheitlicher Sicht" konnte ich noch keinen Hinweis auf diese Aussage von Rudolf Steiner machen, da ich sie nicht kannte. Diese Aussage wurde erst später anlässlich eines Vortrages an mich

---

[41] Rudolf Steiner, Vortrag in Dornach am 7. Oktober 1917

herangetragen. Diese Bestätigung empfand ich natürlich als sehr wertvoll. Steiner hatte schon damals recht.

Denn wer der Meinung ist, dass sich in einer Impfampulle lediglich der vermeintliche Erreger zusammen mit einer Salzlösung befindet, der irrt. Anita Petek beschreibt in ihrem Buch weit über 120 Inhaltsstoffe[42], die in der Produktion von Impfstoffen verwendet werden. Sie weist ausserdem darauf hin, dass dies bei Weitem nicht alle seien. Sie schreibt, dass die Hersteller von Impfstoffen nicht alle Zusatzstoffe aufführen müssten, weshalb es nahezu unmöglich sei, darüber genau Bescheid zu wissen. Die Produktionsunterlagen der Pharmaindustrie können von den Unternehmen als geheim eingestuft werden. Damit sind öffentliche Kontrollen schwierig.

Um sich einen Überblick über die den Impfstoffen zugefügten Zusatzstoffe zu machen, genügt es insbesondere hinsichtlich ihrer Auswirkungen auf die spirituelle Entwicklung, einige wenige davon genauer zu betrachten. Hier sind vor allem die drei Stoffe Aluminium, Quecksilber[43] und Formaldehyd für unser Thema relevant.

Diese drei Stoffe sind auch für die homöopathische und anthroposophische Heilkunde sehr interessant, da sie in unterschiedlichen Potenzierungen gegen unterschiedliche Erkrankungen als Heilmittel eingesetzt werden. Mit diesen Mitteln können gewisse Beschwerden und Krankheiten geheilt werden. Diese Heilungsansätze sind für uns wichtig. Denn die Symptome, die mit den potenzierten Mittel geheilt werden sollen, können durch die Ursubstanzen - z.B. als Vergiftungssymptom - ausgelöst werden.

Die Stoffe werden aus verschiedenen Gründen zugesetzt. Eine komplette Übersicht erhält man im bereits erwähnten Buch von Anita Petek. Dies sind unter anderem:

---

[42] vgl. Petek, Anita: Kritische Analyse der Impfproblematik, Band 2, Seite 106ff, erschienen 2008. In der Gebärmutterhalskrebsimpfung wurde eine neue Aluminiumverbindung eingesetzt, diese wurde, neben anderen, im erwähnten Buch noch gar nicht aufgeführt.

[43] Offizielle wird Quecksilber nicht mehr eingesetzt. Es wurde jedoch in Impfstoffen dennoch gefunden.

- Antigene (Erreger)
- Konservierungsmittel
- Stabilisatoren
- Wirkverstärker
- Farbstoffe
- Antibiotika zur Keimfreimachung
- Emulgatoren
- und einiges mehr

Die Hersteller der Substanzen verweisen oft darauf, dass diese Substanzen auch in der Natur vorkommen und dort keinen Schaden anrichten. So soll im Blut eines Säugetiers etwa 2–3 mg Formaldehyd zirkulieren. Damit scheint sich die Pharmaindustrie berechtigt zu fühlen, Formaldehyd auch in Impfstoffen zu verwenden. Diese Rechnung geht aber nicht auf, denn Formaldehyd ist im Organismus ein giftiger Abfallstoff, der nicht frei zirkuliert, sondern gebunden/neutralisiert ist und so schnell wie möglich ausgeschieden wird. Niemand, der bei gesundem Verstand ist, würde diese giftige Substanz in reiner Form einem Menschen injizieren.

Auch wird behauptet, dass in der Nahrung wesentlich mehr Aluminium ist, als in Impfungen. Das stimmt auf den ersten Blick. Aber sobald man hier ein wenig recherchiert, und es braucht nur einen flüchtigen Blick in die umstrittene Plattform Wikipedia, dann wird sofort erkannt, dass die Menschen mit dieser Aussage gelinde gesagt an der Nase herum geführt werden. Denn über den Verdauungstrakt nehmen wir gerade mal 0.1 - 1 % des meist in anorganischer Form vorliegenden Aluminiums auf. Über die Impfungen gelangen 100% des Aluminiums ins Innere des Organismus.[44]

Somit sollte deutlich gemacht sein, dass die Aufnahme über den Verdauungstrakt in keiner Weise mit der Injektion der giftigen Substanzen direkt unter die Haut, also ins Blut, verglichen werden kann.

---

[44] Näheres siehe Kleinbuch "Aluminium - die verkannte Gefahr"

Denn die Injektion ist nicht natürlich, sondern künstlich und demnach sehr oft auch schädlich.

Hinzu kommt, dass die Inhaltsstoffe überwiegend synthetischen Ursprungs sind, was die Schädlichkeit sicherlich nicht verringert. Denn synthetisch ist nicht natürlich! Synthetische Stoffe sind tote Stoffe, auch wenn sie molekular-materiell betrachtet identisch aufgebaut sind.

Störung der natürlichen Substanzprozesse

Um die Zusammenhänge zwischen der schädlichen Wirkung und den entsprechenden Substanzprozesse im Organismus zu verstehen, braucht es eine kurze Einleitung.

Im menschlichen Körper wirken viele Substanzen positiv auf die Gesunderhaltung ein. So ist z.B. das Kalzium gut für die Knochen, hilft aber auch bei der Entsäuerung mit. Auch Eisen hat eine vielfältige Wirkung. Damit diese Substanzen überhaupt aufgenommen werden können, müssen sie in einer organischen, also bioverfügbaren Form vorliegen. Aber auch dies reicht noch nicht aus. Der Organismus muss fähig sein, diese Substanzen überhaupt in den Stoffwechsel zu integrieren. Dieser Integrationsprozess wird z.B. Kalziumprozess genannt oder aktuell zu unserem Thema, Phosphor-, Sulfur- oder Kieselsäureprozess. Es kann also durchaus sein, dass zwar genügend eines Stoffes im Körper vorhanden ist, aber dennoch Mangelerscheinungen auftauchen.

Funktioniert der Substanzprozess richtig, dann entfalten sich die positiven Eigenschaften der Stoffe: Der Knochen wird durch die Einlagerung des Kalziums gestärkt, das Eisen wird richtig an die Blutplättchen gebunden und so weiter. Funktioniert er nicht richtig, dann können die nachfolgend bei den drei Stoffen aufgezeigten gesundheitlichen Probleme auftreten. Störungen dieser lebenswichtigen Prozesse können durchaus durch Impfungen ausgelöst werden. Dies ist mitunter ein Grund für dieses Buch. Denn der gesunde Prozess sorgt nicht nur für einen gesunden Körper, sondern auch für eine gesunde Psyche und die spirituelle Bewusstwerdung.

Auf den folgenden Seiten werden in erster Linie die relevanten psychischen Nebenwirkungen der drei für unser Thema wichtigen Substanzen dargestellt. Die Darstellung und Verbindungen zu den feinstofflichen Problematiken werden später dargestellt.

Thiomersal (Quecksilberverbindung)

Offiziell wird Quecksilber zumindest in den Kinderimpfstoffen nicht mehr eingesetzt. Da aber keine Transparenz darüber herrscht und zu oft die heutigen jungen Eltern schon mit diesen Substanzen "beglückt" wurden, muss mit schädlichen Auswirkungen auch in die folgenden Generationen gerechnet werden.

Thiomersal ist eine organische Verbindung, die 49,6 % Quecksilber enthält. Mir wurde als Kind beim Umgang mit einem quecksilberhaltigen Fieberthermometer immer wieder gesagt, dass ich es nicht fallen lassen soll, da Quecksilber giftig sei. Auch im Amalgam und in Impfstoffen muss das Quecksilber als giftig eingestuft werden. Das geschieht jedoch nicht in ausreichendem Masse. Die Schweizerischen Entsorgungsrichtlinien für Zahnärzte umfassen vier Seiten für den Umgang mit quecksilberhaltigen Amalgamverbindungen, trotzdem wird es in den Impfungen als ungiftig und ungefährlich bezeichnet. Verschiedene internationale Gremien wie z.B. die Europäische Arzneimittelagentur[45] empfehlen, Thiomersal in Kinderimpfstoffen möglichst wegzulassen, anerkennen jedoch den Zusammenhang zwischen neurologischen Entwicklungsstörungen und Thiomersal in Impfstoffen nach wie vor nicht. Das "Entfernen" sei keine medizinische Notwendigkeit, sondern man gebe dem Druck der Öffentlichkeit nach.[46]

---

[45] Europäische Arzneimittelagentur: http://www.emea.europa.eu

[46] http://www.rki.de/DE/Content/Infekt/Impfen/Bedeutung/Schutzimpfungen_20_Einwaende.html

Erschwerend kommt hinzu, dass eine Reihe von Synonymen für Thiomersal benutzt wird. Aufgrund ihrer Namen werden diese jedoch nicht gleich mit Quecksilber in Verbindung gebracht. Oder wissen Sie, dass Merthiolat ein Synonym für Thiomersal ist? Auch Natriumtimerfonat, eine in Impfstoffen verwendete organische Quecksilberverbindung, enthält 45,5 % Quecksilber.

Thiomersal setzt man als Konservierungsmittel zur Verhinderung des Keimwachstums ein. Es kann Bakterien abtöten und Bakterien und Pilze im Wachstum hemmen. Thiomersal ist im Übrigen in manchen Grippeimpfstoffen enthalten, unter anderem im umstrittenen Schweinegrippeimpfstoff Pandemrix.[47]

Quecksilber ist in Reinform giftiger als Blei, Kadmium oder Arsen und wurde auf seine Nebenwirkungen in Impfstoffen nicht ausreichend überprüft. Quecksilber bleibt sehr lange im Körper, die Halbwertszeit wird mit 12-15 Jahren angegeben, was die negative Auswirkung auf Nachkommen erklärt. Methylquecksilber soll eine geringere Halbwertszeit haben (etwa 2 Monate), gilt dafür aber als giftiger. Gelangt Quecksilber über den Verdauungstrakt ins Blut, etwa aus Amalgamplomben, gilt es als weniger giftig. Eingeimpftes Quecksilber wird von der Alternativmedizin und auch von kritischen Schulmedizinern als besonders giftig betrachtet.

Schädigungen durch Quecksilbernebenwirkungen[48]

Vor allem allergische Reaktionen, Rötungen, Schwellungen, Schmerzen, Verhärtung an der Einstichstelle, Nesselsucht oder das generalisierte Ekzem sind zu nennen. In Tierversuchen wurde Quecksilber als wachstumshemmend identifiziert. Es löste dort Fehlbildungen des Fötus aus und wirkte fruchtbarkeitsschädigend.

---

[47] Quecksilber + Pandemrix: Vgl. dazu auch Website von Deutschlandradio Kultur: http://www.dradio.de/dkultur/sendungen/wissenschaft/1056880/

[48] Zu Impfzusatzstoffen: Schadstofflexikon in: http://www.umweltanalytik.com/lexikon/ing10.htm, IFU - Institut für Functional Medicine und Umweltmedizin; in: http://www.ifu.org; schulmedzinische Infos zu Impfzusatzstoffen und Impfnebenwirkungen: http://www.kindergesundheit-info.de/591.0.html, http://www.aerzteblatt.de/v4/archiv/pdf.asp?id=61244 und das Paul-Ehrlich-Institut unter http://www.pei.de/db-verdachtsfaelle; vgl. auch Kapitel „Impfnebenwirkungen

Quecksilber kann ausserdem, wie manche Psychopharmaka, die Blut-Hirn-Schranke durchdringen und damit Schäden im Gehirn bewirken. Quecksilberablagerungen können dort unter anderem zu Charakter- oder Persönlichkeitsstörungen führen.

Die Persönlichkeitsstruktur kann sich unter dem Einfluss von Quecksilber verändern. Es kann zu einer gesteigerten Erregbarkeit und Reizbarkeit kommen und die Merkfähigkeit und Konzentration kann abnehmen. Ausserdem können weitere Symptome ausgelöst werden, darunter Verlust der Selbstkontrolle und des Selbstvertrauens, Kopfschmerzen und Depression, allgemeine Schwäche, Müdigkeit, Appetitlosigkeit, Gewichtsverlust und Störungen des Magen-Darm-Traktes, Argwohn, nachlassende Leistungsfähigkeit, leichte Ermüdbarkeit, Erinnerungsverlust, Entzündungsreaktionen, Lymphadenopathie (Erkrankung der Lymphknoten), lichenähnliche Exantheme, verminderte Hirnleistung.

Im Blut kreist nur eine minimale Menge des Quecksilbers. Der Organismus isoliert das Gift sofort und lagert es im Gewebe ein, weshalb man auch auf radikale Schlankheitsdiäten verzichten sollte. Quecksilber kann die Plazenta durchdringen und somit den Fötus schädigen. Ausserdem kann es durch Quecksilber auch zu Nieren- und Hirnschädigungen kommen.

Bereits kleine Quecksilberdosen können das Erbgut verändern. Ausserdem bringt man die Zunahme der Autismusfälle in den USA mit dem in den Impfstoffen verwendeten Quecksilber in Verbindung. Die Zahl der an Autismus erkrankten Kinder steigt parallel zur Durchimpfungsrate an.[49] Das Gift kann vermutlich auch Nerven- und Zellschädigungen hervorrufen, die denen der Alzheimerkrankheit ähneln. In der Homöopathie und der anthroposophischen Medizin werden dem Quecksilber ebenfalls bestimmte Krankheiten und Auffälligkeiten zugeschrieben.

---

[49] Siehe Buch "Autismus und Impfen - Zusammenhänge, Fakten und Beweise", von Wolfram Klingele, Verlag Netzwerk Impfentscheid

Homöopathisches Arzneimittelbild von Quecksilber

Langsam bei der Beantwortung von Fragen, geschwächtes Gedächtnis und mangelnde Willenskraft, lebensmüde, misstrauisch; Gefühl, den Verstand zu verlieren.

Anthroposophisches Arzneimittelbild von Quecksilber

Gesteigerte oder einseitige Prozesse:

Unruhe, Erregtheit; zappeliger, hastiger, zerstreuter, Neurastheniker[50]; Hysterie, Manie, illusionäre Vorstellungen, Depression bei Zwangsneurosen, Logorrhoe (krankhafte Geschwätzigkeit), Erethismus mercurialis[51].

Schwache, mangelnde Prozesse:

Trägheit, phlegmatisch, Klebrigkeit, Zwangsneurose, Zwangsvorstellungen, Zwangshandlungen, krankhafte Egozentrik, Stumpfheit, Schwerfälligkeit.

Formaldehyd

Holzschutzlasuren wurde bis vor einigen Jahrzehnten noch Formaldehyd[52] zugesetzt. Mittlerweile ist dies verboten, weil unter anderem bekannt wurde, dass die bei Zimmertemperatur austretenden Dämpfe krebserregend sein können. Formaldehyd gilt auch in der Naturwissenschaft und Schulmedizin als eiweissfällendes und fermenthemmendes sowie nervenschädigendes Zellgift.

[50] Auch somatoforme Störungen: So werden körperliche Beschwerden bezeichnet, die sich nicht oder nicht hinreichend auf eine organische Erkrankung zurückführen lassen.
[51] Krankhaft gesteigerte Erregbarkeit und ruheloser Bewegungsdrang durch Quecksilbervergiftung
[52] Vgl. zu Formaldehyd: Universität Rostock, Medizin in: http://arbmed.med.unirostock.de/bkvo/m1306.htm; Schadstofflexikon in: http://www.umweltanalytik.com/lexikon/ing10.htm, IFU - Institut für Functional Medicine und Umweltmedizin in: http://www.ifu.org; Schulmedzinische Infos zu Impfzusatzstoffen und Impfnebenwirkungen: http://www.kindergesundheit-info.de/591.0.html, http://www.aerzteblatt.de/v4/archiv/pdf.asp?id=61244 und das Paul-Ehrlich-Institut unter http://www.pei.de/db-verdachtsfaelle

In Impfstoffen wird Formaldehyd, auch Formalin oder Formol genannt, dennoch weiterhin verwendet. Schulmedizin und Pharmaindustrie weisen hier stets darauf hin, dass Formaldehyd nur in manchen Impfstoffen und dort in sehr geringen Spuren vorhanden sei. Zudem bilde der Körper eines Menschen selbst ganz geringe Spuren Formaldehyd und baue dies auch wieder ab, weswegen die minimale Zugabe von Formaldehyd hier nicht gefährlich wäre.

In Impfstoffen wird Formaldehyd insbesondere zur Inaktivierung von Viren eingesetzt. Auch anatomische und biologische Präparate werden zu Konservierungszwecken oft in Formaldehyd aufbewahrt. In Gruselfilmen werden gerne grosse Gläser mit Organen oder ganzen Menschenteilen gezeigt, die in Formalin eingelegt sind.

Formaldehyd macht die Impfstoffe steril (keimfrei). Es ist ausserdem sehr reaktionsfreudig, d.h. es kann relativ einfach chemische Verbindungen mit anderen Substanzen eingehen.

Formaldehydnebenwirkungen

Eingeatmetes Formaldehyd gehört zu den am stärksten erbgutschädigenden Substanzen. Dazu reichen schon Mengen, die nicht riechbar sind. Es kann Reizungen von Haut und Schleimhäuten hervorrufen und gilt vermutlich als krebsauslösend[53]. Von der WHO wurde es 2004 als krebserregend für den Menschen eingestuft. Eine weitere Problematik besteht darin, dass bei einigen Zahnbehandlungen Depots in Kiefer und Zahnwurzel gebildet werden, was auch das Florisdorfer Allergiezentrum in Österreich beschreibt[54]. Es gilt als Allergieauslöser.

Dazu kommt, dass das quecksilberhaltige Amalgam, das bei manchen Zahnbehandlungen eingesetzt wird, im Verdacht steht, die Bildung von Enzymen, die Formaldehyd abbauen, zu vermindern oder gar zu verhindern, was wiederum Formaldehydvergiftungen mit sich bringen bzw. verstärken kann. Die nervenschädigende Wir-

[53] Vgl. Website des Umweltmobils http://www.umweltmobil.de/formal.html

[54] Vgl. http://www.faz.at/jsf/mainPage.jsf?id=formaldehyd&type=content&menu=wissenschaft

kung des eingeatmeten Formaldehyds kann sich schliesslich als Befindlichkeitsstörung oder psychosomatische Störung zeigen.

Homöopathisches Arzneimittelbild von Formalin (wässrige Formaldehydlösung)

Vergesslich, ängstlich, unbewusst.

Aluminiumverbindungen

Aluminiumverbindungen gelten neben Thiomersal als der schädlichste Stoff der in vielen Impfstoffen enthaltenen Stoffe. Dies anerkennen auch manche Vertreter der Schulmedizin[55]. Der auch als Adsorbat bezeichnete Stoff wird als Wirkverstärker eingesetzt. Schulmedizin und Pharmaindustrie weisen in der Diskussion häufig darauf hin, dass sie nicht auf diesen Zusatz verzichten könnten, da die Totimpfstoffe und Toxoidimpfstoffe einen solchen Verstärker benötigten. Adsorbatzusätze sollen die Immunantwort des Organismus verstärken. Die Antigene sind dabei an das Adsorbat gebunden.

Die Zugabe von Aluminiumverbindungen als Adjuvans in Impfstoffen wird auch in der Schulmedizin offensichtlich widersprüchlich diskutiert. Das sehen wir beispielsweise in einem Artikel der Hauszeitung der Spital-Pharmazie Basel, in dem auf Unverträglichkeiten und auf die Umstellung auf andere Stoffe, wie Squalen, hingewiesen wird. Allerdings sind auch die Ersatzstoffe, Squalen und Phenolverbindungen, nicht unumstritten. So ist zum Beispiel Squalen einer der im Schweinegrippeimpfstoff Pandemrix verwendeten Ersatzstoffe, der heftig kritisiert wird.

---

[55] siehe auch für alle Hinweise http://www.impf-info.de/ und besonders zu Zusatzstoffen http://www.impf-info.de/index.php?option=com_content&view=category&layout=blog&id=29 &Itemid=333; Kinderarzt-Seite und http://www.spitalpharmazie-basel.ch/mitteilung/pdf/ Hauszeitung_04-2008.pdf

Aluminiumnebenwirkungen

Offiziell wird von schulmedizinischen Wissenschaftlern gesagt, dass Aluminiumverbindungen in Impfstoffen lediglich eine lokale Reaktion an der Einstichstelle auslösen. Man muss jedoch davon ausgehen, dass es zu wesentlich mehr Unverträglichkeiten kommt. Aluminium selbst kann in Reinform je nach Dosis für einen Organismus hochgiftig bis tödlich sein[56]. Es handelt sich um ein Spurenelement, das sich nur in äusserst winzigen Mengen im Körper befindet. Selbst die Schulmedizin geht davon aus, dass ein Mensch, der regelmässig Aluminium aufnimmt, Nerven- und Hirnschädigungen erleiden kann. Inwieweit die Alzheimerkrankheit, bei der Aluminium im Gehirn abgelagert wird, durch eine Aluminiumvergiftung hervorgerufen wird, diskutiert die Schulmedizin noch. Ein Zusammenhang scheint immer wahrscheinlicher zu sein.[57] Aus unserer und der Sicht anderer unabhängiger Wissenschaftler ist der Zusammenhang gegeben. Um dem Impfgedanken nicht zu schaden, wird er weiterhin geleugnet.

Aluminium bindet sich zudem an Proteine, die normalerweise Eisen transportieren und kann sich an das Phosphat im Knochen binden, d.h. es ersetzt dort das Kalzium und führt so zu Knochenschäden.[58]

Auch sterile Abszesse (an der Impfeinstichstelle), Erhöhung der Anzahl weisser Blutkörperchen, Makrophagen-Myofasziitis (entzündliche Muskelerkrankung als Folge von Impfungen) und Allergien werden als Nebenwirkungen aufgeführt. Möglicherweise treten bei Frauen weniger Nebenwirkungen auf, weil die Menstruation eine leicht entgiftende Wirkung hat.

---

[56] Vgl. auch Medizinische Laboratorien Düsseldorf, http://www.labor-duesseldorf.de/20/gesamtkompendium.pdf

[57] Siehe Kleinbuch "Aluminium - eine verkannte Gefahr", Verlag Netzwerk Impfentscheid

[58] vgl. auch Daunderer: Handbuch der Umweltgilfte, 2006, Hüthig Verlag (c)1998; http://www.toxcenter.de/stoff-infos/a/aluminium.pdf, vgl. auch Infobroschüre Autonome Provinz Bozen – Südtirol, Abteilung Gesundheitswesen Amt für Hygiene und öffentliche Gesundheit, 2008: http://www.provincia.bz.it/gesundheitswesen/download/broschureDEUTSCHimpf001.pdf

Als besonders gefährlich gelten ungebundene Aluminiumionen. Bei geimpften Katzen und Hunden ist bekannt, dass Aluminiumverbindungen ein Impfsarkom auslösen können. Verklumpungen durch Aluminiumverbindungen können zudem die Lymphbahnen verstopfen und dort die Entstehung von Granulomen fördern. In Organen können solche Verklumpungen bis zum Tod führen.

Grössere Mengen von Aluminiumverbindungen in Form einer Impfung auf einmal unter die Haut gespritzt, können also nicht besonders gesund sein. Aluminiumverbindungen in Impfungen werden immer mehr und breiter kritisiert. Obwohl diese seit über 80 Jahren in den Impfungen eingesetzt werden, mussten diese noch nie einer Bedenklichkeitsüberprüfung standhalten. **Gerne hätte ich von den Banken einen solchen Blankoscheck ;-).**

Homöopathisches Arzneimittelbild von Aluminium

Niedergeschlagenheit; Befürchtung, den Verstand zu verlieren. Verwirrt in Bezug auf die eigene Identität. Hastig, eilig. Gefühl, dass die Zeit langsam vergeht. Wechselnde Stimmung. Besserung: im Laufe des Tages. Selbstmordtendenzen beim Anblick eines Messers oder von Blut.

Squalen

Als Ersatz für Aluminiumverbindungen wird in einigen Grippeimpfstoffen inzwischen auch Squalen als Wirkverstärker eingesetzt, ein Stoff, der unter anderem in Haileber oder pflanzlichen Ölen enthalten ist. Im menschlichen Organismus kommt er als Zwischenstufe der Cholesterinsynthese vor. Der Stoff ist als Impfzusatz umstritten und wird auch von einigen Schulmedizinern kritisch betrachtet. Offensichtlich wurden analog zum Aluminium zu wenige aussagekräftige Tests auf Nebenwirkungen durchgeführt.[59]

---

[59] Vgl. zu Squalen: http://www.infomed.org/pharma-kritik/Influenza-Impfstoff%20mit%20MF59-Adjuvans.htm

Saponine

Saponine werden derzeit in zugelassenen Tierimpfstoffen verwendet, zum Beispiel in den Impfstoffen gegen die Blauzungenkrankheit. Die hier verwendeten Quillaja-Saponine stammen aus dem Seifenrindenbaum (Quillaja saponaria). Sie werden gereinigt, aufgearbeitet und dem Impfstoff als Verstärker zugesetzt. Sie gelten allerdings gleichzeitig als so starkes Zellgift, dass sie für Impfstoffe für Menschen, zumindest in der bisherigen Form, nicht zugelassen sind. Allerdings arbeitet die Pharmaindustrie schon an Versionen, die für den Menschen verträglicher sein sollen, denn die Saponine zeichnen sich durch eine besondere Stimulierung der Abwehr aus, wie die Pharmazeutische Zeitung online[60] schreibt:

> Im Gegensatz zu klassischen Adjuvanzien wie Aluminiumverbindungen und O/W Emulsionen stimulieren Quillaja-Saponine nicht nur die TH2-Antwort (Abwehr löslicher Pathogene[61]), sondern auch die TH1-Antwort (Abwehr von Viren, intrazellulären Bakterien und Parasiten[62]).

Und dies ist interessant, denn die bislang verwendeten Impfstoffe gelten auch nach einem von der ETH Zürich veröffentlichten Dokument[63] als vorwiegend TH2-reaktionsauslösend. Die neuen Zusätze hingegen sollen die TH1-Antwort verstärken. DIe natürliche Abwehr eines Krankheitserregers führt demnach zu einer ausgewogenen Immunreaktion, die künstliche Abwehr zu einer eher unausgewogenen, was möglicherweise eine Häufung von Allergien bei geimpften Menschen erklärt.

---

[60] Vgl. auch http://www.pharmazeutische-zeitung.de/index.php?id=5454

[61] Zum Th2 wird in erster Linie das Blut und die Lymphe im Innern des Körpers gezählt. Abwehr und Immunitätsbildung nur gegen körpereigene "Fremdkörper".

[62] Zum Th1 werden die Häute und Schleimhäute gezählt. Also die Gewebe, die direkt mit der Umwelt in Verbindung stehen. Dieser Kontakt ist der natürliche Immunisierungskontakt. Nur durch einen direkten Erregerkontakt mit den Schleimhäuten kann überhaupt eine Immunität erzeugt werden.

[63] Molekül-Mix 7 Formulierungen aus Antigenen und Immunstimulanzien am IPW, ETH Zürich, Bioabbaubare Polymer-Mikrosphäre in Impfstoffen verbessern die Immunantwort in: http://www.chab.ethz.ch/publicrelations/publikationen/molmix/mmix_7/MM7_Impfen_WEB.pdf

Homöopathisches Arzneimittelbild von Saponaria

Äusserste Gleichgültigkeit gegen Schmerzen oder möglichen Tod. Apathisch, deprimiert, mit Schläfrigkeit.

Phenol als Ersatz für Aluminiumverbindungen

Da die Problematik der Aluminiumverbindungen auch den Herstellern bekannt ist und sich deren Nebenwirkungen immer schlechter verschleiern lassen, wird seit Jahren fieberhaft nach einem Ersatz gesucht. Das Squalen ist eine Möglichkeit, jedoch ist dieses ebenfalls nicht problemlos einsetzbar.

Aber auch Quecksilber musste ersetzt werden, da die Impfstoffe konserviert werden müssen. Ein möglicher Ersatz wurde in den Stoffen Phenol und 2-Pheonoxyethanol gefunden. Seit 2001 wird Phenol vermehrt in den Impfungen eingesetzt.

Aber auch Phenol ist nicht gefahrlos anzuwenden. Diese Substanz hat eine sehr zweifelhafte Vergangenheit: Die Nationalsozialisten verwendeten diesen Stoff, um Menschen mittels Injektionen zu töten.[64] Natürlich kommt es immer auf die Dosierung an. Phenol wird jedoch grundsätzlich als giftig und ätzend eingestuft.

Für unser Thema ist jedoch ein weiterer Einsatz sehr aussagekräftig: In der Fischzucht findet Phenol Anwendung, je nach Dosierung, als Beruhigungs-, Betäubungs- oder gar als Tötungsmittel. Dabei wird es dem Wasser zugegeben. Wie hoch die entsprechende Menge an Phenol sein muss, um diese Wirkungen im Körper eines Kleinkindes zu erzeugen, ist nicht bekannt. Eine Auswirkung auf die spirituelle Entwicklung, das Wachsein respektive das spirituelle Erwachen des Menschen, muss jedoch angenommen werden.

---

[64] http://www.spiegel.de/spiegel/print/d-13528966.html

Weiteres zu den Inhaltsstoffen

Die Wissenschaft ist aufgrund der Nebenwirkungen der Aluminiumverbindungen auf der Suche nach Alternativen. In der engeren "Auswahl" stehen die Nanotechnologie und ihre Erzeugnisse. Anders als die klassische Schulmedizin sehen Naturheilkundler und auch impfkritische Schulmediziner und Naturwissenschaftler hier erhebliche Gefahren. Zum Beispiel schreibt der von der Schulmedizin sehr kritisierte deutsche Diplombiologe und Virologe Stefan Lanka[65] zur Wirkung von Titandioxid-Nanopartikeln in Sonnenschutzmitteln:

Sie fusionieren aufgrund der atomaren Anziehungskräfte mit unseren Zellmembranen und zerstören so die Zellen. Sie zerstören dauernd Zellen, da sie auch nach der Fusion mit der Zelle von dieser nicht verstoffwechselt und nach aussen getragen werden können. Die Medizin spricht dann von einer anhaltenden Entzündungsreaktion.

Man geht davon aus, dass diese Nanopartikel Hirnschädigungen bei Föten auslösen können. Eine Zugabe von Nanopartikeln in Impfstoffen sollte noch skeptischer betrachtet werden. Die Gefahr, die von der künstlichen Zuführung solcher Partikel in den Organismus ausgeht, darf nicht unterschätzt werden. Stefan Lanka weist auch darauf hin, dass einige der Schweinegrippeimpfstoffe (H1N1) schon Nanopartikel enthalten würden, womit ein grosser Test an den Geimpften startete.[66]

Potenzierte Nebenwirkungen durch gemischte Zusatzstoffe

Abgesehen von den oben genannten existieren noch weitere Zusatzstoffe. An einigen neuen wird schon geforscht und alle können kombiniert zugesetzt werden. In der Kombination können sich auch die Nebenwirkungen potenzieren.

---

[65] s.a. http://www.hivreport.de/media/de/2009_09_HIVReport.pdf

[66] http://www.klein-klein-media.de/medienarchiv/index.php?option=com_content&view=article&id=47&Itemid=56

Ein grosses Problem ist die nicht ausreichend staatlich kontrollierte Pharmaindustrie und ihre Produkte und Machenschaften. Darauf gehe ich dieser Stelle nicht weiter ein sondern empfehle Ihnen das überaus lehrreiche Buch von Professor Gotzsche.[67]

Auch zugelassene Impfstoffe können, wenn sie falsch kombiniert werden, zu grösseren Nebenwirkungen führen, weil sie nicht rein sind. So weist das Internetportal der Deutschen Apothekerzeitung (DAZ) darauf hin, dass man die „Herstellungsanweisung von Pandemrix genau beachten" sollte, da beim vor der Impfung notwendigen Mischen der beiden Komponenten (Suspension/Antigen mit Emulsion/Adjuvans) „Fremdpartikel beobachtet wurden".[68]

Impfnebenwirkungen und Impfschäden

Da zu den Impfnebenwirkungen und -schäden einiges an Literatur vorhanden ist, beschränke ich mich lediglich auf die sich auf die Psyche und den Charakter auswirkenden Nebenwirkungen.

Impfnebenwirkungen werden von der Schulmedizin teilweise anerkannt, Impfschäden nur selten. Theoretisch als Impfschaden anerkannt - ein für uns wichtiger Hinweis - ist die Impfenzephalitis[69]. Allerdings ist es in der Praxis oft schwierig, einen Zusammenhang zwischen einer bestimmten Impfung und dem daraus resultierenden Impfschaden vor Gericht zu beweisen, da die Materie sehr komplex ist. Hier müssten die Gerichte sehr viel sorgfältiger urteilen, als sie dies bis heute tun. Meist wird ein Zusammenhang von schulmedizinischer Seite in der Regel verneint.

Ein Problem besteht darin, dass eine Nebenwirkung oder ein Schaden auch erst Jahre nach der Impfung auftreten können. Hier kann

---

[67] "Tödliche Medizin und organisierte Kriminalität", Prof. Peter C. Gotzsche

[68] Internetportal der Deutschen Apothekerzeitung (DAZ), in: http://www.deutsche-apotheker-zeitung.de/schweinegrippe/news.html?tx_crondaz_pi%5Byear%5D=2009&tx_crondaz_pi%5Bmonth%5D=11&tx_crondaz_pi%5Bday%5D=16&tx_crondaz_pi%5Barticle%5D=1287&cHash=66aab019e5

[69] https://de.wikipedia.org/wiki/Enzephalitis

ein direkter Zusammenhang meist nicht mehr hergestellt werden. Es fehlen wohl auch entsprechende lang angelegte Studien.

Dort, wo gegen Impfschäden geklagt werden kann, kommt es in 5–10% der Fälle zu einer gerichtlichen Anerkennung. In manchen Fällen schliessen die Pharmaunternehmen eine Haftung durch eine entsprechende Haftungsklausel aus, wie etwa bei manchen der neuen Grippeimpfstoffe. Die meisten Impfschäden werden nie angezeigt. Einerseits aus Unwissen, andererseits aus Angst vor den Aufwendungen.

Zwar kann die Naturheilkunde aufgrund der ganzheitlichen Anamnese offensichtliche, auf einen Impfschaden hinweisende Zusammenhänge aufzeigen, diese werden vor Gericht jedoch nicht als Beweise anerkannt. Dennoch kennen sowohl die Pharmaindustrie als auch die Schulmedizin Impfnebenwirkungen oder Impfschäden, sonst wären die möglichen Nebenwirkungen nicht auf den Beipackzetteln der Impfstoffe aufgeführt. Wir können davon ausgehen, dass hier nur die Nebenwirkungen aufgeführt sind, die man für statistisch relevant hält. Selbstverständlich führen auch die Impfkritiker und Impfgegner nicht alle in der heutigen Zeit auftretenden Gesundheits- und Charakterstörungen aufs Impfen zurück. Die Tatsache, dass teilweise hochgiftige chemische und biologische Substanzen in Form von Impfstoffen in sehr junge und unreife Organismen eingebracht werden und parallel dazu bestimmte gesundheitliche Beschwerden, weltweit zunehmen, macht einen Zusammenhang zwischen Impfung und Folgekrankheiten jedoch sehr wahrscheinlich.

Besonders auffällig ist der Zusammenhang zwischen dem vermehrten Einsatz von Impfstoffen in den letzten Jahrzehnten und dem parallel dazu angestiegenen Auftreten von Autismus, auf den Impfkritiker immer wieder hinweisen, der aber leider von der Schulmedizin bis heute nicht anerkannt wird. Hier ist auch der Beitrag von Robert F. Kennedy jr. interessant, der als Anwalt Impfschadensfälle vor Gericht bringt und dessen Rede unter dem Titel „Shocking Vaccine

Cover up Part 1 and 2“ unter anderem im US Musik-Magazin Rolling Stone und auch auf YouTube zu finden ist.[70]

Kennedy führt die Zunahme von Autismus bei Kindern in den USA direkt auf die zunehmende Durchimpfung seit 1989 zurück. In einem vor kurzem, bisher leider nur in Englisch, erschienen Buch werden die unterdrückten Fakten zwischen dem Impfen und Autismus dargelegt.[71] Einmal mehr zeigen sich Behörden, Zulassungsstellen und Impfhersteller als verschworene Gemeinschaft gegen die Volksgesundheit. Eine Machenschaft, die weltweit üblich ist und dementsprechend auch weltweit bekämpft werden sollte.

Die bei Kindern und Jugendlichen festgestellten Auffälligkeiten wie Hyperaktivität, Autismus, Lernschwierigkeiten, Lustlosigkeit („kein Bock auf nichts“), Aggressivität und Zerstörungswahn sowie die bei erwachsenen Menschen beobachteten Eigenschaften wie Egozentrik, Rücksichtslosigkeit, Gewissenlosigkeit, Unvernunft haben alle einen Bezug zur fehlerhaften Wahrnehmung von sich selbst und der eigenen Umwelt. In diesem Fall können Kinder ihr Gehirn nicht mehr in dem Mass einsetzen, wie sie das in der Schule bräuchten, Jugendliche sich selbst kaum mehr spüren und Erwachsene ihre Taten und deren Auswirkungen nicht richtig realisieren.

All diese Auswirkungen können auch als Impfnebenwirkungen auftreten, da eine Impfung das Gleichgewicht des Immunsystems und des gesamten Organismus empfindlich stört.

---

[70] Impfung und Autismus in den USA, vgl auch Kennedyfi lm Teil 1 und 2 auf Youtube http://www.youtube.com/watch?v=UQG5Q4GWw2o und http://www.youtube.com/watch?v=2ysbUM5jk54 sowie ein Artikel in Rolling Stone von Robert F. Kennedy Jr.: Deadly Immunity, Robert F. Kennedy Jr. Investigates the government cover-up of a mercury/autism scandal, posted Jun 20, 2005 12:00 AM in: http://www.rollingstone.com/politics/story/7395411/deadly_immunity

[71] "Vaccine Wistleblower - exposing autism research fraud at the CDC" von Kevin Barry

Postenzephalitisches Syndrom

Als anerkannter Impfschaden gilt, wie oben bereits geschrieben (siehe Impfenzephalitis), das postenzephalitische Syndrom.[72] Diesem Syndrom werden eine Reihe von psychischen und charakterlichen Verhaltensauffälligkeiten zugeschrieben, die alle nach einer Hirnhautentzündung auftreten können.

- Anorexie (Magersucht) und Bulimie (Essbrechsucht, in jungen Jahren oft Magersucht)
- Hyperaktivität (auffälligstes Merkmal genesener Enzephalitispatienten)
- Geistige Zurückgebliebenheit
- Gehirnlähmung
- Paralyse (Lähmung)
- Hypotonie (niedriger Blutdruck)
- Epilepsie (Krampfanfälle)
- Entwicklungsverzögerung
- Häufig Rückständigkeit in physischer, emotionaler und intellektueller Entwicklung, kindliches Verhalten bis ins Erwachsenenalter
- Selbstgefälligkeit (Egoismus)
- Schwäche des wahren Selbst

Wir haben, ganzheitlich betrachtet, wenn wir uns im Weltgeschehen umschauen, ein sehr wahrscheinlich durch Impfungen ausgelöstes gesellschaftliches Problem. Besonders die zum enzephalitischen Syndrom zählenden Charakterauffälligkeiten wie Egoismus, geistige Zurückgebliebenheit und Schwäche des wahren Selbst, zeigen sich weltweit deutlich.

Eine Kompensation der Schwäche des wahren Selbst wird auch mittels Widerstand gegen Veränderungen versucht. Dies zeigt sich z.B. an Minderwertigkeitsgefühlen, Widersprüchlichkeit, hartnäckigem Ungehorsam, Ausweichen, Ausreden, Antwortverweigerung, Opposition gegen Autoritäten, Ablehnung von Disziplin, emotionaler

[72] Vgl. Gerstl, Julia, 2006, s.o.

Überempfindlichkeit (Heulsuse), Quengelei, beharrlichem Gejammer, Sturheit, Hypersexualität, Entfremdung, Labilität und Impulsivität.

In der ganzheitlich-naturheilkundlichen Praxis werden auch andere Auffälligkeiten festgestellt, die eindeutig auf Impfschäden zurückgeführt werden können.

- Soziopathische Persönlichkeit und Gewaltverbrechen
- Anpassungsprobleme an die Gesellschaft, dadurch Hang zur Kriminalität
- Asoziales Verhalten
- Kindliche Ich-Bezogenheit
- Verlust der Selbstkontrolle
- Depression und Selbstmord
- Suchtverhalten allgemein

Suchtverhalten stellt nicht nur bei Jugendlichen ein grosses Problem dar, auch im mittleren und höheren Management sowie unter Ärzten ist es bekannt. Dabei sind nicht nur Alkohol und Rauchen im Spiel, sondern auch Aufputschmittel, illegale Drogen, Spielsucht und die Sucht nach Macht und Geld.

Weitere mögliche Reaktionen auf Impfungen altersbezogen:

Bei Säuglingen

- Starkes Weinen, ohne dass das Kind beruhigt werden kann
- Schrille Schreie, eventuell begleitet von kurzen Zuckungen
- Krampfanfälle, die durch kein Medikament zu beeinflussen sind
- Retardierung – das Kind vergisst bereits gelernte Verhaltensweisen, lutscht wieder am Daumen, hört auf zu sprechen, zu gehen usw.
- Kind schlägt mit dem Kopf gegen das Bett oder mit den Fäusten gegen den Kopf
- Apathie, Interesselosigkeit, autistisches Verhalten
- Hyperaktivität

Achtung: Vor allem bei Kleinkindern, die nach der Impfung viel schlafen und ungewöhnlich ruhig sind oder im Gegenteil sehr unruhig sind und aus nicht erklärbaren Gründen viel schreien, muss an eine Impfenzephalitis gedacht werden!

Bei grösseren Kindern

- Unselbstständigkeit, bei vorheriger relativer Selbstständigkeit, Konzentrationsstörungen, Lese-, Rechtschreib- oder Rechenschwäche
- Grosse Unruhe, Zappeligkeit, Hyperaktivität
- Angst aus dem Haus zu gehen, Angst vor Neuem, Angst in engen Räumen
- Eifersüchtiges Verhalten, Abmagerung, Schwund der Muskulatur
- Aggressives Verhalten
- Suchtverhalten, z.B. Fernsehsucht, Zuckersucht
- Entwicklungsknick, Verfallen in kleinkindliches Verhalten
- Reaktionsstarre auf Infekte (Fehlen von Fieber)
- Spastizität (erhöhte Eigenspannung der Muskulatur), Identitätsstörungen,
- Bettnässen
- Entwicklungsstillstand
- Autismus
- Hyperaktivität, verbunden mit Konzentrationsstörungen (schulische Problematiken)

Deutlich kann erkannt werden, dass Impfungen teils massive Auswirkungen auf die gesunde Funktion des Gehirns haben können und dies auch oft haben. Das Gehirn ist vor giftigen Substanzen natürlich recht gut geschützt. Aber nicht von der Geburt an.

Vor allem bei Säuglingen können Impfinhaltsstoffe direkt die Gehirnregionen erreichen. Dies ist möglich, weil die Blut-Hirn-Schranke noch nicht geschlossen ist. Es werden auch Stoffe verwendet, die die Blut-Hirn-Schranke durchlässig machen. Dies erhöht die Gefährdung einer Hirnschädigung auch für Menschen in höheren Jahren.

Blut-Hirn-Schranke

Die Blut-Hirn-Schranke ist eine physiologische Barriere zwischen dem Zentralnervensystem und dem Blutkreislauf, die das Hirn vor Erregern und Giften schützt. Sie bildet sich erst im Laufe der ersten paar Wochen nach der Geburt aus, je nach Quelle auch erst später, bis sie nur noch fettlösliche Substanzen durchlässt. Diese Ausbildung ist im vierten Monat abgeschlossen. Auch Stoffe aus den Impfungen könnten so ins Gehirn gelangen.

Die Schulmedizin weist jedoch darauf hin, dass dies zwar möglich, aber nicht bewiesen ist. Die Missachtung der Gefahr, die durch die noch offene Blut-Hirn-Schranke für Säuglinge besteht, wird immer wieder beanstandet. Die Schäden, die das sehr frühe Impfen beim nicht ausgebildeten Organismus mit dem im Wachstum stehenden Gehirn bewirken können, sind vielfältig und massiv. Im Übrigen wird auch diskutiert, inwieweit die Zugabe von Aluminiumverbindungen[73] zu Impfstoffen die Blut-Hirn-Schranke durchlässiger machen könnte. Auch das Verklumpen des Aluminiums wird als gefährlich betrachtet, da Aluminium, das die Blut-Hirn-Schranke überwunden hat, zu Mikrodurchblutungsstörungen im Gehirn führen kann. Diese Durchblutungsstörungen können Nervenzellen schädigen.

Impfungen im Säuglingsalter sind deshalb wesentlich gefährlicher als spätere Impfungen. Das perfide ist, dass Säuglingen eine Impfnebenwirkung nur am Schreien angemerkt werden kann. Da es aber heute schon fast normal ist, dass Säuglinge oft schreien, werden solche Nebenwirkungen nicht bemerkt und nehmen ungebremst ihren tragischen Fortgang...

---

[73] s.o. zu Aluminiumverbindungen

Kinderkrankheiten und Impfungen

Impfungen wurden entwickelt, um Menschen vor gefährlichen Krankheiten zu schützen, was ja grundlegend eine gute Idee ist. Kinder sollen dabei insbesondere vor den so genannten Kinderkrankheiten bewahrt werden. Hier stellt sich die Frage, womit wir es bei einer Kinderkrankheit tatsächlich zu tun haben und ob die Gefahr, die von einer Kinderkrankheit ausgeht, tatsächlich so gross ist wie von der WHO dargestellt, und inwieweit die Impfung selbst nicht gefährlicher ist.

In diesem Buch wird aufgrund des Umfanges nicht näher darauf eingegangen. Hierzu empfehlen wir Ihnen das Kleinbuch "Kinderkrankheiten - gestern-heute-morgen". Im erwähnten Kleinbuch werden Sie die wichtigsten Zusammenhänge auch in Bezug zu den häufigsten Symptomen kennen lernen. Die Kinderkrankheiten müssen mit einer anderen Sicht gesehen werden, als durch die Angstmacherbrille.

Impfungen und Spiritualität

Der Kern dieses Buches besteht darin, die Zusammenhänge zwischen den Impfungen und der Verhinderung des spirituellen Wachstums, der Bewusstwerdung, aufzuzeigen. In den nachfolgenden Kapiteln wird dieser Zusammenhang dargestellt. Die folgende Darstellung basiert auf einer Theorie, die zum Teil in voneinander unabhängigen Bereichen bereits bewiesen wurde, aber noch nie in eine vernetzte und vernetzende Ansicht gebracht wurde. Eventuell sollten Sie die folgenden Kapitel auch zweimal oder mehr lesen ;-).

Spirituelle Entwicklungsstörungen durch Impfungen

Ein ganzheitlicher Mensch erfasst alle Begebenheiten immer in einem radialen oder vernetzten Denken. Nur so ist es möglich, Zusammenhänge zu erkennen. Der vernetzt denkende Mensch knüpft, anders als der linear denkende, verschiedene Fäden an verschiedenen Orten so zusammen, dass ein Gesamtbild daraus entsteht. Dieses Gesamtbild vermittelt wesentlich tiefere Einsichten in die ganzen Strukturen und die mehrdimensionalen Zusammenhänge als die geradeaus laufende Schnur.

Linear zu denken, ist wesentlich einfacher. Es ähnelt, um die Technik zur Hand zu nehmen, dem „Denken" eines Computers: Hier werden Nullen und Einser aneinander gereiht. Mehr kann ein Computer im Prinzip nicht. Ausserdem kann ein Computer bzw. eine Software auch immer nur so viel, wie der Programmierer selbst erfassen kann. Er führt die Schritte unhinterfragt aus, die über die Eingabegeräte verlangt werden. Ob richtig oder falsch ist dem Computer mehr oder weniger egal.

Im Folgenden soll nun die Auswirkung des Impfens auf die spirituelle Entwicklung unter Berücksichtigung eines ganzheitlichen, radialen und vernetzten Ansatzes betrachtet werden. Um dies zu verstehen gehören dazu folgende Aspekte:

- Einbeziehung der Feinstofflichkeit
- Beobachtung der Ist-Situation der Welt
- Gefühle
- Intuition
- eigene Erfahrungen
- medizinisches Wissen
- bisheriges erhaltenes und erarbeitetes Wissen aus allen Bereichen
- gesunder Menschenverstand[74]
- Vernunft

Entwicklung oder Stillstand

Der Körper ist eine geniale und perfekt funktionierende Einheit, solange der Mensch diese nicht unnötig stört. Leider greifen die Menschen in die vorhandene Harmonie des Organismus ein, ähnlich wie sie in die Harmonie der Natur eingreifen. Sie stören die Balance des Organismus beispielsweise durch falsches Verhalten im Bereich Ernährung, Arbeitswelt, Schule und Gesundheit und hier besonders durch die verabreichten Medikamente und Impfungen.

Wenn dem Organismus jedoch zu viel zugemutet wird, stellt er von Wachstum auf Erhalt und Schutz um, wie uns auch Berichte von Menschen in Extremsituationen, unter Krieg, Verfolgung und Haft deutlich zeigen. In Extremsituationen wird ausserdem auch die Fortpflanzung irrelevant, der Erhalt des Individuums steht dann vor dem Erhalt der Art.

Wenn ein Mensch in Gefahr gerät, ergreift der Organismus Vorkehrungen zur Rettung. Das vegetative Nervensystem – das unwillkürliche System – fährt einige Funktionen zurück, andere werden dagegen verstärkt, wie etwa Flucht- und Verteidigungsverhalten.

[74] Unter gesundem Menschenverstand verstehe ich das freie, unabhängige und undogmatische Aufnehmen von Fakten, Situationen usw. Das daraus entstehende Bild, welches über Gefühl, Intuition und Verstand gefiltert wird, zeigt ein klares, einleuchtendes Ergebnis. Das Ego darf keinen Einfluss haben.

Gleichzeitig wird die bewusste Wahrnehmung verstärkt und das Denken zentriert sich auf überlebenswichtige Aspekte. Alle während der Stresssituation störenden organischen Funktionen werden zurückgefahren. Die Antwort auf eine Stresssituation heisst Flucht oder Angriff. In dem Moment, in dem der Stressauslöser verschwindet, beruhigt sich der Organismus wieder.

Auch in einem frisch geimpften Organismus läuft ein entsprechendes Stressprogramm ab. Dieser durch die Impfung verursachte Stress wird jedoch vom Geimpften selten bewusst wahrgenommen, in der Regel nur, wenn es zu klar erkennbaren Nebenwirkungen kommt.

Noch schwieriger ist es, wenn es sich um ein geimpftes Kleinkind oder einen geimpften Säugling handelt, da so kleine Kinder sich noch nicht verbal äussern und beispielsweise Schmerzen mitteilen können. Man muss davon ausgehen, dass ein Organismus, und das gilt insbesondere für einen sehr jungen Organismus, dem durch Impfen ausgelösten Stress schutzlos ausgeliefert. In diesem Zusammenhang wird etwa auch der plötzliche Kindstod diskutiert.[75]

Der Stress, dem der Organismus durch Impfungen ausgesetzt wird, verhindert häufig eine gesunde, natürliche Entwicklung. Durch eine Impfung werden Funktionen des Organismus gebremst oder lahmgelegt, was sich unter anderem in den Nebenwirkungen zeigen kann, die eine Reaktion des Körpers auf den als giftig wahrgenommenen Impfstoff darstellen.

Unter Impfungen kann insbesondere die Entwicklung des Gehirns eines sehr jungen Menschen leiden, vor allem unter Berücksichtigung der spirituellen Entwicklung. Wir müssen in diesem Zusammenhang eine verlangsamte Entwicklung des betroffenen Menschen oder gar einen Stillstand befürchten.

---

[75] Zum plötzlichem Kindstod vgl. Scheibner, Viera: Impfungen, Immunschwäche und plötzlicher Kindstod, 2000

Ganzheitlich betrachtet ist der Mensch die Krone der Schöpfung. Das zeigt sich auch in der Körperhaltung. Ein Mensch kann aufrecht gehen und steht damit deutlich zwischen Himmel und Erde als Bindeglied zwischen der geistigen und der materiellen Welt. Das zentrale Verbindungselement ist das menschliche Gehirn, spezifischer gewisse Komponenten im Gehirn. Um die Folgen einer Impfung auf die Hirnentwicklung und die damit zusammenhängende spirituelle Entwicklung besser verstehen zu können, müssen zunächst Funktion und Aufbau des Gehirns angeschaut werden.

Aufbau und Funktion des Gehirns aus naturwissenschaftlicher Sicht

Das menschliche Gehirn ist ein wahres Wunderwerk der Natur, dessen naturwissenschaftliche Erforschung bei Weitem nicht abgeschlossen ist.

Das Gehirn des Fötus bildet nach neuesten naturwissenschaftlichen Erkenntnissen pro Minute ca. 250.000 neue Nervenzellen und knüpft im Sekundentakt bis zu 1,8 Millionen neue Verbindungen zwischen diesen Zellen. Der Aufbau des neuronalen Netzes ist jedoch auch bei der Geburt noch nicht beendet.

Bei der Geburt besteht das Gehirn aus bis zu 1000 Milliarden Nervenzellen (Neuronen). Diese sind zu Beginn nur schwach miteinander vernetzt. Mit der Geburt fängt das Gehirn jedoch an zu reifen, d.h. es bildet nach und nach immer mehr Verbindungen zwischen den Zellen aus. Diese umgibt sie mit einer neuen und im Lauf der Zeit immer dickeren Myelinschicht, um sie zu beschleunigen. Dabei wird das neuronale Netz immer wieder umstrukturiert. Nicht mehr benötigte Zellen werden aussortiert, andere neu zusammengeschaltet und teilweise auch neue Zellen gebildet; dieser Prozess findet bis ins hohe Alter statt. Grosse Umstrukturierungen finden insbesondere beim Säugling und Kleinkind, in der Pubertät und im frühen Erwachsenenalter statt.

Das ausgebildete Gehirn besteht aus verschiedenen Bereichen: dem Gross- oder Vorderhirn, in dem sich unter anderem Wahrnehmungs-, Erinnerungs- und motorische Felder befinden; dem Zwischenhirn, zu dem der Thalamus und der Hypothalamus sowie die Zirbeldrüse (auch als drittes Auge bezeichnet) gehören; dem Mittelhirn, das als Schaltstelle für unterschiedliche Funktionen dient, etwa Orientierung im optischen Bereich, beim Hören und der Schmerzwahrnehmung; dem Hinter- oder Kleinhirn, dem Raumorientierung und Bewegung zugeordnet sind; dem Nachhirn oder verlängerten Mark, das als Durchgangs- und Schaltstelle aller Bahnen zwischen Rückenmark und Gehirn dient, mit Reflex- und Automatiezentren.

Informationen in das Hirn beziehungsweise aus dem Hirn heraus erfolgen über elektrische Signale. Dadurch werden chemische Botenstoffe freigesetzt, die Neurotransmitter. Diese wiederum übertragen den Reiz an die nächste Synapse. An den einzelnen Prozessen sind stets eine ganze Reihe von Neuronen (bis zu ca. 1000) beteiligt und dies über verschiedene Hirnareale hinweg gleichzeitig.

Einige Regionen, wie etwa das Sprechen und Denken, liegen beim Neugeborenen noch brach. Andere Regionen werden erst nach und nach aktiver. Diese schrittweise Aktivierung ermöglicht es dem Neugeborenen, sich besser auf die Lebensumstände, wie etwa Kultur und Sprache, einzustellen, in die es hineingeboren wird. Gleichzeitig reagieren diese Regionen jedoch allein schon aufgrund des flexiblen Aufbaus viel empfindlicher auf Einflüsse von aussen, als früher vermutet wurde. Bei der Geburt sind die Nervenzellen und -fasern nur zu einem geringen Teil von der schützenden und für die Informationsleitung notwendigen Myelinschicht (bestehend aus Gliazellen) umgeben. Die Myelinisierung beginnt mit dem vierten Embryonalmonat.[76] Beginnend mit den Bereichen für Sehen, Hören, Tasten und Bewegungsausführung wird das neuronale Netz und die Myelinschicht allmählich weiter aufgebaut, bis dann in der Pubertät

---

[76] http://www.embryology.ch/allemand/vcns/histogenese04.html; http://www.g-o.de/wissen-aktuell-7071-2007-09-07.html; http://www.ims.uni-stuttgart.de/phonetik/joerg/sgtutorial/physiologie.html

und darüber hinaus die Myelinisierung des Frontalhirns erfolgt. Die Myelinschicht schützt die Fortsätze der Nervenzellen und macht die Übertragung der Nervensignale schneller.

Aufgrund der in weiten Hirnarealen beim Säugling noch unvollständigen bzw. nicht vorhandenen Myelinschicht ist das kleine Kind sehr viel empfindlicher gegen Umweltgifte. Es reagiert nicht nur auf schädigendes Verhalten wie Rauchen, Fehlernährung, Stress und Angst sehr viel stärker als ein Erwachsener, auch Impfungen, insbesondere die darin enthaltenen Zusatzstoffe, können sich hier negativ auf die Entwicklung des Gehirns auswirken.

Bei der Geburt ist die rechte Hirnhälfte in der Regel etwas grösser als die linke. Der rechten Hirnhälfte werden traditionell beispielsweise Kreativität und Intuition zugeordnet, der linken die Logik, wenn in der Regel auch bei den verschiedenen Denktätigkeiten beide Gehirnhälften, allerdings unterschiedlich intensiv, aktiv sind. In der ganzheitlichen Vorstellung geht man davon aus, dass Kinder bis zum Eintritt in die Schule dem Spirituellen gegenüber aufgeschlossener sind, da sie beide Gehirnhälften noch synchroner nutzen. Mit der Schulbildung beginnt dann dementsprechend in der modernen Kultur die Vorherrschaft der linken Gehirnhälfte.

Das Erinnerungsvermögen setzt in der Regel ab drei Jahren ein (heute durchaus auch früher möglich). Auch das Ich-Bewusstsein ist erst ab etwa drei Jahren entwickelt, was daran zu erkennen ist, dass das kleine Kind nun erstmals von sich als „ich“ spricht.

Für die Entwicklung des Gehirns ist das vielfältige und undogmatische Sammeln von Erfahrungen sehr wichtig. Je mehr unterschiedliche und gesunde Eindrücke ein Kind in den ersten Lebensjahren erhalten kann, desto offener sind auch sein Weltbild und sein Interesse an Neuem. Dabei wirken sich selbstverständlich auch Erziehungsstil, Lebensweise und Bewusstsein der Eltern sowie mediale Einflüsse wie etwa Bücher oder Hörbücher und Fernsehen oder Computerspiele aus. Zwar sind ca. 50–60% der Intelligenz nach neuestem Forschungsstand erblich, das Gehirn des Kindes kann sich jedoch nur durch Impulse von aussen entwickeln und das Kind damit Intelligenz aufbauen. Nicht nur Ernährung und intellektuelle Anregungen wirken sich hier aus, auch Medikamentengaben und Impfungen wirken als Impulse von aussen auf die Hirnentwicklung ein. Stress löst im Körper die vermehrte Ausschüttung des hirnschädigenden Cortisols aus. Liebe hingegen fördert das Immunsystem und lehrt das Kind, die eigenen Affekte und Emotionen zu regeln. Das Talaris Research Institute in Seattle, das in den USA zur frühkindlichen Entwicklung forscht, geht laut einem Artikel in der Zeit von 2002[77] davon aus, dass „Kinder in der ersten Stunde ihres Lebens die ersten Hypothesen ausbilden, sie sind sofort lernbereit, das ist unser Überlebensinstinkt." Bridget Chandler, die Geschäftsführerin und stellvertretende Direktorin des Instituts sagt: „Es muss jedem klar werden, dass es nicht nur gesundheitsschädigende Bedingungen des Aufwachsens gibt, sondern buchstäblich hirnschädigende." Die höhere Cortisolausschüttung bei Stress schädigt dabei den Hippocampus, wo das Gedächtnis sitzt.

Wir betrachten in den folgenden Abschnitten des Buches vor allem die möglichen Auswirkungen von schädlichen Einflüssen, darunter auch Impfungen, auf Grosshirn, limbisches System, Zirbeldrüse und Thalamus.

Das Grosshirn

Menschen zeichnen sich im Vergleich zu Säugetieren insbesondere durch ein wesentlich grösseres Grosshirn aus. Im menschlichen Grosshirn werden folgende Prozesse lokalisiert: Urteilsvermögen, Planung, Arbeitsgedächtnis, Persönlichkeit, Aufmerksamkeit, Sehen, Hören, Sprache, Schrift, Kurzzeitgedächtnis, Motorik, Körperempfinden, Schmecken, Sprechen, Riechen.

---

[77] Zu Lernen und frühkindliche Entwicklung: vgl. Elschenbroich, Donata: Forscherdrang im Kinderwagen, in: Die Zeit, 48/2002; in: http://www.zeit.de/2002/48/Lernen-Baby

Über neuronale Vernetzungen wird das Erfahrungswissen gespeichert.[78] Das Grosshirn gilt als Sitz der intellektuellen Fähigkeiten und Kontrollzentrale für emotionale Impulse. Es wird in der Schulmedizin in verschiedene Areale unterteilt, denen jeweils verschiedene Denkprozesse zugeordnet werden, welche nach heutigen Erkenntnissen jedoch oft über mehrere Areale gleichzeitig ablaufen.

Das Grosshirn macht etwa 85% der Hirnmasse des Menschen aus. Verletzungen, Unfall, Krankheit, Geburtsschäden oder Impfungen können dementsprechend fatale Folgen haben, wie beispielsweise den Verlust der Erinnerung. Die Folgen einer Schädigung des Frontallappens werden als Frontalhirnsyndrom zusammengefasst. Dieses ist unter anderem durch folgende Merkmale gekennzeichnet:

- ungenügende Berücksichtigung von Handlungskonsequenzen
- Haften an (irrelevanten) Details
- mangelnde Abstimmung auf aktuelle Erfordernisse
- ungenügende Regelbeachtung und Regelverstösse (auch im sozialen Verhalten)
- Erhalt der Intelligenz bei Verschlechterung des schlussfolgernden Denkens und der Klassifikationsleistungen
- Antriebsstörungen
- Störungen der Gedächtnisleistung
- Störungen der Aufmerksamkeit.

Eine Schädigung von Hirnarealen muss jedoch nicht sehr deutlich sein. Wir können es ganzheitlich betrachtet auch mit mikroskopisch kleinen Schädigungen zu tun haben, die nur sichtbar werden, wenn man genauer "hinschaut" und den spirituellen Kontext mit einbezieht. Gerade Impfstoffe und ganz besonders Impfzusatzstoffe müssen hier als mögliche Auslöser von Hirnschädigungen besonders ernst genommen werden.

---

[78] Diese Aussage wird aus ganzheitlicher Sicht kritisch betrachtet. Es wird eher davon ausgegangen, dass nicht die neuronalen Vernetzung "speichern", sondern das Morphogentische Feld, die "geistige Festplatte".

Das limbische System

Das für Impulse und Motivation wichtige limbische System, das alle Hirnregionen vernetzt und Informationen zusammenführt, ist über den Hypothalamus mit dem Stammhirn und über den Thalamus mit dem Grosshirn verbunden. Es wird auch emotionales Gehirn genannt, weil dort Emotionen wie Liebe, Lust, Angst und Wut verarbeitet werden. Zum limbischen System gehören der Hippocampus (Sitz des Gedächtnisses), die Amygdala, die Hypophyse, der Hypothalamus und Teile des Thalamus. Im limbischen System wird auch die Ausschüttung von Hormonen wie Dopamin, Adrenalin und Noradrenalin geregelt, die als so genannte Neurotransmitter die Reaktion des Menschen auf Anregungen von aussen beeinflussen.

Durch das limbische System laufen zwei Nervenstränge. Einer verbindet die Sinnesorgane direkt über den Thalamus mit den verschiedenen Bereichen des Grosshirns. Der andere steuert das autonome Nervensystem und bindet über den Hypothalamus das limbische System in die neuronalen Prozesse ein.

Der Thalamus

Der Thalamus, ein Teil des Zwischenhirns, gilt auch in der Schulmedizin als „Tor zum Bewusstsein“. Er wird in Thalamus ventralis und Thalamus dorsalis unterteilt, wobei der Thalamus dorsalis als der eigentliche Thalamus bezeichnet wird. Er bildet eine Umschaltstation für alle ein- und ausgehenden Impulse zum und vom Grosshirn als bewusst wahrnehmenden Teil des Gehirns. Eine Schädigung des Thalamus betrifft vor allem die entgegengesetzte Körperseite und zeigt Störungen folgender Art:

- Sensibilitätsausfall
- Lähmung einer Körperseite
- Störungen der Bewegungskoordination
- Halbseitenblindheit
- thalamischer Schmerz.

Die Zirbeldrüse

Die Zirbeldrüse ist ein kleines Organ im Epithalamus. Sie produziert das Hormon Melatonin, das den Schlaf- und Wachrhythmus steuert. Fehlfunktionen der Zirbeldrüse können beispielsweise den Tagesrhythmus stören oder auch zu sexueller Frühreife führen sowie die Geschlechtsentwicklung fördern oder bremsen.

Feinstoffliche Betrachtung des Gehirns

Alle Eindrücke, innere, aus dem Körper kommende, und äussere, durch die Sinnesorgane und die Umwelt wahrgenommen, werden an das Gehirn geleitet und dort verarbeitet. Ins direkte irdische Bewusstsein kommen jedoch nur sehr wenige Informationen, nämlich maximal neun Informationen pro Sekunde. 99,9 % aller Informationen werden nicht bewusst wahrgenommen und trotzdem sind sie da. Der Mensch würde durchdrehen, würde er sich auch nur 10 % aller Eindrücke bewusst werden, die seine Sinnesorgane aufnehmen. Stellen Sie sich nur einmal vor, Sie würden mit hundert Sinneseindrücken pro Sekunde konfrontiert.

Kosmischer Datenspeicher und neurologischer Datenspeicher

Die Schulmedizin und insbesondere die Neurologie gehen davon aus, dass das Gehirn Erfahrungen und Wissen im Lauf eines menschlichen Lebens speichert und im Wesentlichen sinnvoll miteinander verknüpft. Während das neuronale Netz aufgebaut wird, werden nicht mehr benötigte Bereiche abgeschaltet, d.h. aufgelöst. Das Lernen und somit der Aufbau neuronaler Netze erfolgt bis ins hohe Alter. Die Kapazität des Gehirns lässt sich mit der eines Supercomputers vergleichen, das Gehirn selbst ist das komplexeste Organ des irdischen Lebens.

Spirituell betrachtet ist der Mensch ein kosmisches Wesen, das sehr viel mehr Verknüpfungen aufweist als nur die innerhalb seines Gehirns. Da der Faktor Zeit nur in unserer materiellen Existenz eine Rolle spielt, müssen Sie sich vorstellen, dass die Erinnerung somit auch übergeordnet, auf einer anderen spirituellen Ebene gespeichert werden und damit nicht mit dem Tod eines menschlichen Wesens und dessen Gehirn untergehen. Das Gehirn ist dementsprechend lediglich dazu da, die Nervenzellen so miteinander zu verknüpfen, dass die kosmisch gespeicherten Erinnerungen und, um bei der irdischen Ebene zu bleiben, alle durch die jemals inkarnierten Seelen gemachten Erfahrungen abgerufen werden können. So erklärt sich die Hellsichtigkeit (mediales Sehen): Es gibt Menschen, die in die Vergangenheit "sehen" und solche, die in diesem Moment die mögliche Zukunft voraussagen können. Dies alles hängt mit dem morphogenetischen Feld zusammen.

Dass es etwas wie das morphogenetische Feld[79] geben muss, dafür sprechen beispielsweise Déjà-vue-Erlebnisse und vorgeburtliche Erinnerungen. Für die Schulmedizin sind beide Phänomene entweder zufällig oder aber ein Zeichen von Hirnirritationen bis hin zu geistig-psychischen Störungen.

Das Phänomen des morphogenetischen Feldes, welches erstmals vom britischen Biologen Rupert Sheldrake im Zusammenhang mit der Entwicklung von Leben so bezeichnet wurde, wird in der traditionellen Naturwissenschaft und der Schulmedizin mehrheitlich kritisiert. Dieses hypothetische Feld kann mit der grossen Festplatte eines Computers verglichen werden. Es speichert alles ab, was je auf der Erde stattgefunden hat und gilt als grosser Datenlieferant und hat somit Einfluss auf alles was ist.

Mit Modellen von Feldern arbeitet auch die Quantenphysik. In ganzheitlicher Betrachtung sollte man diese Felder besser als Spei-

---

[79] Zu morphischem Feld vgl. http://www.sheldrake.org/Deutsch/Aufsatz/morfeld.html; Sheldrake, Rupert: Das schöpferische Universum. Die Theorie des morphogenetischen Feldes, 2008

cherfeld innerhalb des Hyperraums bezeichnen. Déjà vue-Erlebnisse kann man vor diesem Hintergrund als kurzzeitige, minimal vorauseilende Verbindungen mit dem morphogenetischen Feld der sich eben abspielenden Gegenwart verstehen. Im Zusammenspiel werden Informationen aus der geistigen Ebene an die materielle Ebene vermittelt. Nur, wie wird die feinstoffliche Information überhaupt von der im Körper wohnenden Seele aufgenommen?

Die Kontakt- und Vermittlerstellen

Die geistige Welt und damit auch die Seele befinden sich in Zeitlosigkeit. Ein direktes Eingreifen der geistigen Welt in die materielle Existenz, die der Zeit unterworfen ist, würde Entscheidungen vorgeben. Es würde sich um kein Angebot mehr handeln, von dem aus freiem Willen ausgewählt werden kann, sondern um ein „Muss“. Damit wäre auch die Reifung der Seele in dieser momentanen irdischen Inkarnation nicht mehr möglich. Deshalb benötigt die geistige Welt Kontakt- und Vermittlerstellen, um dem Menschen seinen freien Willen zu belassen. Als eine direkte Kontaktstelle dienen der Thalamus und die Zirbeldrüse als Teile des Zwischenhirns.

Der menschliche Körper, in dem sich die Seele befindet, wird von manchen weltanschaulichen und religiösen Schriften auch als Gefängnis betrachtet. Allerdings halte ich den Vergleich mit einem U-Boot für besser geeignet. Die Seele steuert demgemäss als Kapitän den Körper bzw. das U-Boot. Das U-Boot befindet sich unter Wasser, d.h. in der irdischen Realität, und damit nicht in Sicht- oder Hörkontakt zur geistigen Welt. Für den Kontakt mit der Aussenwelt bzw. der geistigen Ebene benötigt das U-Boot Sender und Empfänger. In diesem Zusammenhang müssen wir davon ausgehen, dass die geistige Welt nicht direkt über die Zirbeldrüse und den Thalamus eingreift, sondern die gesamte DNA eines Menschen nutzt. Verschiedene Forschungen zum Aufbau und zur Struktur der DNA zeigen, dass jeder Mensch ein einzigartiges Individuum ist und damit auch ganz individuell „vorprogrammiert“.

Wir werden in den folgenden Kapiteln sehen, wie man sich das Gehirn und hier vor allem die Zirbeldrüse und den Thalamus als Kontaktstellen zwischen Seele und geistiger Welt vorstellen kann und welche Rolle die DNA dabei spielt.

Das Gehirn als Schaltstelle der Seele

Viele spirituelle Weltanschauungen gehen davon aus, dass der Mensch aus den Hauptelementen Geist, Seele und Körper besteht. Seele und Körper sind dabei auf der Erde inkarniert; das Geistige verbleibt in der geistigen Welt, steht aber in dauernder Verbindung mit der Seele. Die Seele übernimmt für eine gewisse Zeit eine Ansammlung von Materie, die sie selber gestaltet und pflegt, den menschlichen Körper. Nach einer gewissen Zeit, einer irdischen Lebensspanne, verlässt sie das zwischenzeitliche Zuhause, den physischen Körper, und geht in die wahre Heimat, die geistige Welt zurück. Um in diese irdische Realität eingreifen zu können, braucht die menschliche Seele die entsprechenden Grundlagen: das Gehirn als Schaltstelle und den Körper als Transportmittel.

Für die Naturwissenschaft ist das Gehirn des Neugeborenen nicht viel mehr als eine zunächst leere Festplatte, die online gebracht, vernetzt und gefüllt werden muss. Reflexe und unbewusste Abläufe sind dabei Grundprogrammierungen die in jedem Menschen enthalten sind, man könnte sie entsprechend der Computeranalogie als DOS-Ebene bezeichnen. In dieser Ebene laufen alle Vorgänge ohne bewusstes Zutun ab. Man kann sie auch als Unterbewusstsein bezeichnen.

Die bewusste Ebene, ist die Ebene, in der wir beispielsweise den Körper über das Gehirn bewusst steuern oder bewusst Nahrung aufnehmen sowie Entscheidungen aller Art treffen.

Die überbewusste Ebene ist der geistigen Welt gleichzusetzen. Diese hat z.B. eingegriffen, in denen Kinder „einen Schutzengel haben“, weil ihnen trotz einer offensichtlichen Gefahr nichts geschieht. Bei Erwachsenen ist ein solcher Eingriff "von oben" eher unüblich. Erwachsene sollten alt und reif genug sein, die Auswirkungen des freien Willens selber tragen zu können.

Der Thalamus - das Tor zum Bewusstsein

Der Thalamus wird von der Naturwissenschaft als Informationsfilter bezeichnet. Auf der grobstofflichen Ebene liefern der Organismus und die Sinnesorgane Informationen, die der Thalamus filtert. Die vom Thalamus weitergeleiteten Informationen gelangen in verschiedene Regionen der Grosshirnrinde. Vergleichen wir seine Lage mit der Lage des dritten Auges (Stirnchakra) und des Kronen- oder Scheitelchakras, dann sieht man, dass er genau da liegt, wo sich in einem rechten Winkel die verlängerten Eintrittsorte von drittem Auge (Zirbeldrüse) und Scheitelchakra treffen würden.

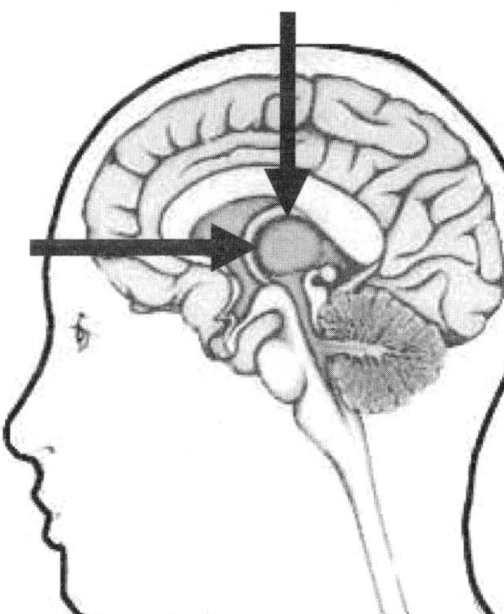

[80]

Das dritte Auge ist gemäss der Chakrenlehre das energetische Zentrum in der Stirnmitte, zwischen Haaransatz und Augenbrauen.

[80] Quelle: http://www.wiredtowinthemovie.com

Es gilt in manchen asiatischen Glaubensvorstellungen und in esoterischen Weltanschauungen als hellsichtiges Wahrnehmungsorgan. Mit dem dritten Auge kann man u.a. auch in die Vergangenheit oder Zukunft sehen. Es ist der Ort, an dem die feinstoffliche Welt wahrgenommen wird und sich Visionen und übersinnliche Fähigkeiten materialisieren können. Den auch als erleuchtetes Auge des Herzens bezeichneten Ort kennt man in der christlichen Religion als das innere Sehen der Seele.

Es liegt demzufolge nahe, den Thalamus und speziell die Zirbeldrüse auch als Kontaktstellen zur feinstofflichen Welt zu betrachten. Der grobstoffliche Informationsfluss kann über naturwissenschaftliche Messungen nachgewiesen werden. Der feinstoffliche Informationsfluss dagegen lässt sich mit den bisherigen naturwissenschaftlichen Methoden noch nicht so eindeutig belegen, wenn auch einige viel versprechende Ansätze schon vorhanden sind. Hier sind insbesondere die Untersuchungen des Physikers Dr. Albert Popp und seiner Kollegen interessant, der nachweisen konnte, dass Zellen - genauer die DNA - mittels Licht, so genannten Biophotonen, miteinander kommunizieren.

Jede lebendige Substanz strahlt ein schwaches Licht mit Wellenlängen zwischen 200 und 800 Nanometern ab. Die Photonen, laut Quantenmechanik Teilchen und Wellen zugleich, zeigen während der Messphase eine stabile Überlagerung, genannt Interferenz. Sie beziehen sich sozusagen aufeinander und bilden laut Popp ein kohärentes elektromagnetisches Feld, in dem Information ausgetauscht wird. Über Biophotonen kommunizieren die Zellen im Organismus miteinander, glaubt der Biophysiker.[81]

Solche Biophotonen können den Informationsfluss zwischen grobstofflicher und feinstofflicher Welt erklären.

---

[81] Zu Biophotonen vgl. Fuss, Holger: Das rätselhafte Leuchten allen Lebens, in Spiegel online, 23.8.2005; in: http://www.spiegel.de/wissenschaft/mensch/0,1518,370918,00.html

Aus ganzheitlicher Sicht müssen wir uns das so vorstellen, dass die feinstofflichen Informationen mittels Biophotonen von ausserhalb des Körpers (Abb. Thalamusfilter, E), aber auch vom Innern des Körpers, aus den inneren Organen (B), und von den Sinnesorganen (D) an den Thalamus weitergeleitet werden.[82]

Zu den inneren feinstofflichen Informationen, welche aus den Organen kommen (Abb. Thalamusfilter, B), gehört zum Beispiel das Gewissen, welches seinen Ursprung im Herz hat. Plagen einen Menschen Gewissensbisse, dann ist dies eine feinstoffliche Information des Herzens, welche die Grosshirnrindenregion über den Thalamus erreicht. Die Seele kann diese Information aufnehmen und darauf reagieren. Zu den feinstofflichen Informationen direkt aus der geistigen Welt, ohne organische Rückkoppelungen, gehört zum Beispiel die Intuition. Intuitiv werden wir beispielsweise an einen bestimmten Ort geleitet oder reagieren auf eine Situation richtig. Die Informationen werden dabei von der spirituellen Ebene über die Zirbeldrüse empfangen und direkt in den Thalamus eingegeben und der Seele zugänglich gemacht. Auch die feinstofflichen Informationen werden an die Grosshirnrinde zur Bewusstwerdung weitergeleitet.

Die innere Stimme, die wir über den Thalamus im Hörzentrum wahrnehmen können, gehört ebenfalls zu den geistigen, feinstofflichen Informationen. Dies zeigt, dass der so genannte sechste Sinn, dem Ahnungen, Hellsehen und Telepathie zugeordnet werden, nichts anderes ist, als der feinstoffliche, erweiterte Gebrauch der entsprechenden Sinneszentren im Gehirn.

Die Seele erhält diese Informationen (Abb. Thalamusfilter, H) und reagiert entsprechend. Durch die Reaktionen, einerseits direkt auf den Körper, z.B. durch bewusste Bewegung (G), wird der Körper gesteuert. Durch die feinstofflichen Informationen, die direkt der Seele zugänglich gemacht werden, kann die Seele und demnach der Mensch entsprechend darauf reagieren, **sofern er denn will**.

---

[82] vgl. hier das folgende Schaubild zum Thalamusfilter

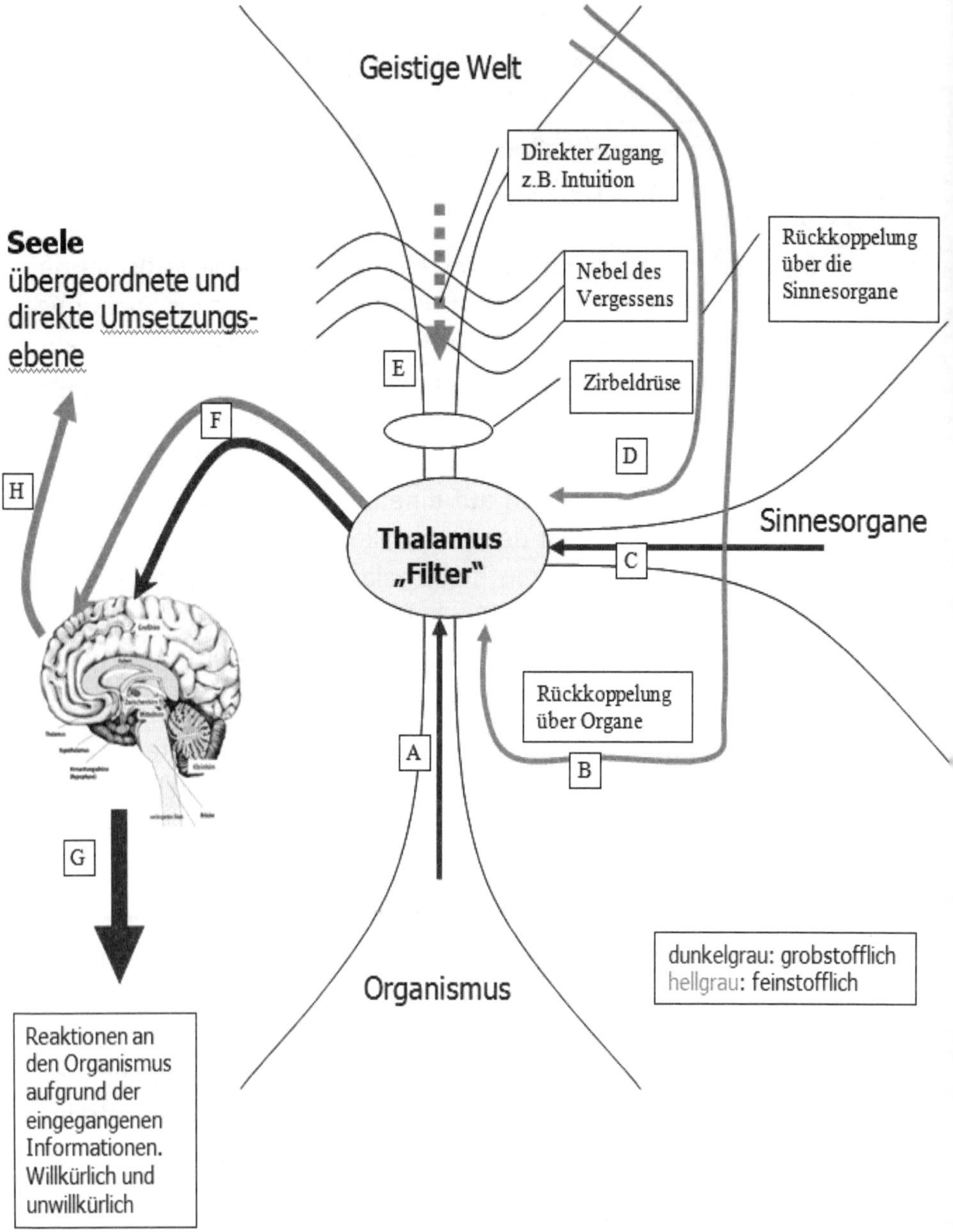
Geistige Welt
Direkter Zugang z.B. Intuition
Seele
übergeordnete und direkte Umsetzungs-ebene
Nebel des Vergessens
Rückkoppelung über die Sinnesorgane
E
Zirbeldrüse
F
D
H
Thalamus „Filter"
Sinnesorgane
C
Rückkoppelung über Organe
A
B
G
dunkelgrau: grobstofflich
hellgrau: feinstofflich
Organismus
Reaktionen an den Organismus aufgrund der eingegangenen Informationen. Willkürlich und unwillkürlich

Bewusste Programmierung des Filters

Da eine frisch in den Körper inkarnierte Seele zuerst einmal die Grundanwendungen des Körpers und die Kommunikation mit der Umwelt erlernen muss, findet die feinstoffliche Ausbildung des Gehirns anfänglich nur in einem beschränkten Rahmen statt. In der ersten Zeit, bis zu etwa sieben Jahren, darf die geistige Welt auch noch direkter in den jungen Menschen eingreifen. Hier haben wir es mit so genannten Schutzengelaktionen zu tun. Bereits in diesem Alter finden aber schon die ersten feinstofflichen Programmierungen des Gehirns, vor allem des als Filter wirkenden Thalamus statt.

Kleine Kinder können noch feinstoffliche Wesen sehen. Allerdings werden sie von den verstandesgeführten Eltern und der materialistischen Umwelt meist nicht ernst genommen und als Einbildung bezeichnet, solange bis das Kind aufgrund der Erfahrungen und Reaktionen aus seiner Umwelt seinen Filter umprogrammiert. Erfahrungen wie Hellsichtigkeit und Hellfühligkeit werden damit unterbunden.

Die vorgegebenen Muster der jeweiligen Gesellschaft, der Eltern, der Schule usw. prägen die Programmierung des Filters entsprechend. Das Kind wird rationaler. Das kleine Kind hat bis zum Alter von drei Jahren etwa doppelt so viele Synapsen wie ein Erwachsener und genau so viele Neuronen. Diese auf Vorrat produzierten Neuronen und die zunächst rasant anwachsende Zahl von Synapsen helfen dem Kind, sich sehr rasch auf die unterschiedlichsten Umwelt- und Lebensbedingungen einzustellen. In der weiteren Entwicklung werden, naturwissenschaftlichen Theorien zufolge, die nicht benötigten Neuronen und Synapsen schliesslich wieder aufgegeben, während die Verbindung zwischen den für die aktuelle Umwelt benötigten Nervenzellen gleichzeitig intensiviert wird.

Das Kind sollte anders gefördert werden, als dies heute üblich ist, um die spirituellen Bereiche seiner Persönlichkeit wachsen zu lassen. Da ab drei Jahren das wahre Selbst direkt auf den Körper einwirken kann, ziehen sich einerseits die Schutzengel zunehmend in den „Hintergrund" zurück, andererseits werden die vorgesehenen spirituellen, aber aufgrund vor allem der bisherigen rational-logisch orientierten Programmierungen nie genutzten Möglichkeiten des Gehirns wieder abgebaut, resp. gar nicht ausgebildet.

Die Zirbeldrüse und der Thalamus können nur dann als Tor der feinstofflichen Informationen dienen, wenn wir sie entsprechend programmieren. Beide stehen in enger Verbindung mit den aus einigen asiatischen Weltanschauungen bekannten, für ein spirituelles Bewusstsein zuständigen Chakren: dem Kronenchakra (auch Scheitelchakra genannt) und dem Stirnchakra (Drittes Auge).

Insgesamt gibt es sieben Hauptchakren, die im menschlichen Körper zusammenarbeiten; ein Ungleichgewicht in einem der Chakren kann zu Krankheiten führen. In Bezug auf die Entwicklung des Gehirns und möglicher Schäden und Störungen, die auch durch Impfungen ausgelöst werden können, spielen vor allem das Kronenchakra und das Stirnchakra eine wichtige Rolle. Diese beiden Chakren werden nach einem Wikipediaeintrag[83] folgendermassen beschrieben:

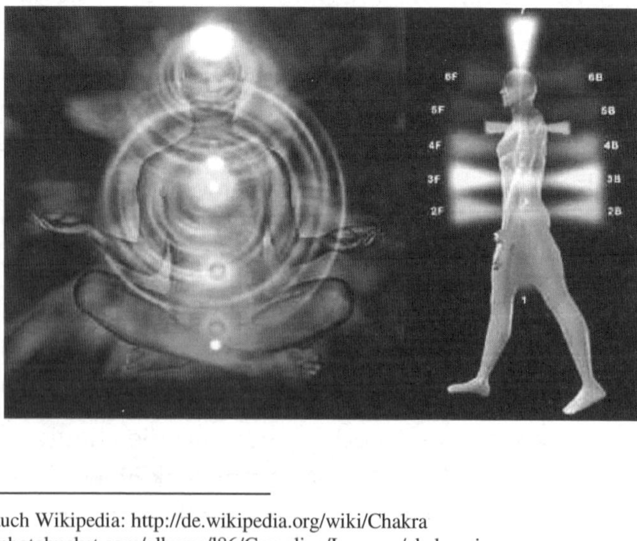

[84]

[83] vgl. hier auch Wikipedia: http://de.wikipedia.org/wiki/Chakra
[84] http://i94.photobucket.com/albums/l86/Gracolina/Imagens/chakras.jpg

Kronenchakra

Eigenschaften:

Spiritualität, Gotterkenntnis/Gottvertrauen (Ishvarapranidhana), Erleuchtung, Religiosität, Vollendung.

Physisch:

Mittelhirn, Zirbeldrüse (Epiphyse, Teil des Epithalamus), auch zuständig für den Schlaf-Wach-Rhythmus, ist nicht einzelnen Organen zugeordnet, sondern hat eine schützende Wirkung auf den gesamten Organismus.

Störungsfrei:

Spirituelles Verständnis, Selbstverwirklichung, tiefer innerer Frieden, und (vorausgesetzt, auch alle anderen Chakras sind voll entwickelt und frei von Störungen) Erleuchtung, Vollendung.

Störungen und Blockaden:

Verhaftung in der materiellen Welt, ein Gefühl von Mangel, Leere und Unzufriedenheit, Weltschmerz, Dumpfheit, geistige Erschöpfung, Verneinung der Schöpferkraft, Immunschwäche, Nervenleiden, Lähmungserscheinungen, Multiple Sklerose, Krebserkrankungen, Ein- und Durchschlafstörungen.

Kann sich das Kronenchakra nicht entfalten, kann sich auch der Mensch nicht spirituell öffnen. Das Kronenchakra kann als eine energetische Metapher verstanden werden, die auf eine Fähigkeit des Menschen hinweist, sich mit der wahren Herkunft, dem universellen Wissen und damit mit der geistigen Welt verbinden zu können.

Stirnchakra

Auch das Stirnchakra hat einen direkten Bezug zur geistigen Welt. Es hat im Wesentlichen mit Bewusstseinserweiterung zu tun.

Zuordnung:

Intuition, Weisheit, Erkenntnis, Wahrnehmung, Phantasie, Vorstellungskraft, Selbsterkenntnis.

Physisch:

Sinnesorgane: Augen, Ohren und Nase, Tastsinn, Nebenhöhlen, Gehirn, Hypophyse (und damit das gesamte Hormon- und Nervensystem), Hypothalamus.

Störungsfrei:

Gutes Gedächtnis und Konzentrationsfähigkeit, gute Intuition und Erkenntnis höherer Wirklichkeiten über das Alltagsbewusstsein hinaus, übersinnliche Wahrnehmung (Telepathie), gute Vorstellungskraft und viel Phantasie, geistige Klarheit, Selbsterkenntnis.

Störungen und Blockaden:

Konzentrations- und Lernschwächen, fehlende Einsicht und Phantasie, ein unruhiger Geist, Schizophrenie, Ängste und Wahnvorstellungen, Aberglauben und geistige Verwirrung, Stimmungstiefs (Sinnlosigkeit), Kopfschmerzen und Migräne, Gehirnerkrankungen, Augenleiden, Ohrenleiden, chronischer Schnupfen und Nebenhöhlenentzündungen, Erkrankungen des Nervensystems und neurologische Störungen.

Hirnfrequenzen und spirituelle Entwicklung

Für die spirituelle Entwicklung ist die Qualität der gesunden grobaber auch der feinstofflichen Funktionsweise des Gehirns von grundlegender Bedeutung. Je besser die Qualität desto höher die Erkenntnismöglichkeiten. Dies kann mit einem Radioempfänger verglichen werden; je nach technischer Qualität des Empfangsgerätes kann ein Sender klar, rauschend, undeutlich oder gar nicht empfangen werden.

In spirituellen Schriften wird deshalb immer wieder von Schwingungen und vom Einstimmen auf diese Schwingungen (in Resonanz bringen) hingewiesen: die Stichworte sind Schwingungsebenen, Dimensionen, Resonanzfrequenzen. Darunter wird im Wesentlichen verstanden, sich auf etwas anderes oder momentan noch Unbekanntes einzustellen oder eben seine Resonanz an die Schwingung eines bekannten Senders anzupassen.

Auch die Hirnströme „schwingen“ unterschiedlich. Diese Schwingungen kann man beispielsweise sehr schön an modernen Hirnfrequenzmessungen ablesen.

Hirnfrequenzen aus ganzheitlicher Sicht

Durch das so genannte EEG (Elektroenzephalogramm) können verschiedene Hirnströme gemessen werden. Dank dieser medizinischen Technik ist man in der heutigen Zeit in der Lage nachzuweisen, welche Hirnregionen mit welchen Hirnströmen und in welcher Intensität bei einer entsprechenden Tätigkeit, darunter auch beim Denken und Fühlen, aktiv sind. Man teilt diese Hirnströme in verschiedene Wellen-Bereiche von Delta bis Gamma ein.

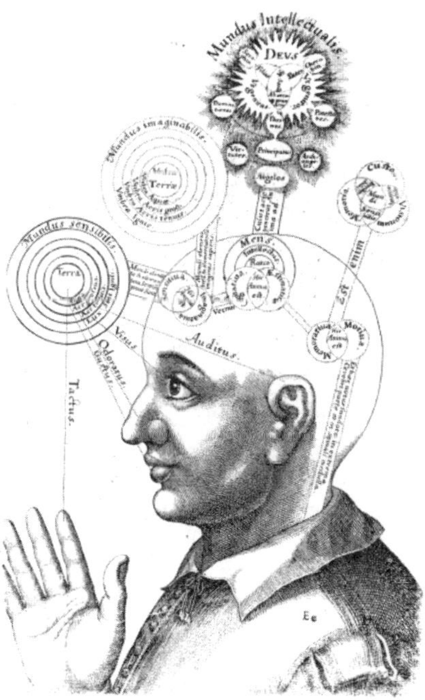

Die nebenstehende Grafik[85] wurde im 17. Jahrhundert erstellt. Sie ist typisch für ihre Zeit und zeigt sehr anschaulich, wie man sich die Wechselwirkung von Gehirntätigkeiten und göttlichem Einfluss entsprechend der mystischen Naturphilosophie der frühen Neuzeit vorzustellen hat.

[85] Abbildung aus: Fludd, Robert: Utriusque cosmi historia, 1617–1621 Anmerkung: Gott = lateinisch Deus

Delta-Wellen 0,5–4 Hz

In diesem Zustand befindet sich unser Hirn, wenn wir uns in einer Trance oder einem Tiefschlaf befinden. Der Hirnstrom zeigt kaum Bewegung an; das Hirn „schläft“.

Theta-Wellen 4–7 Hz

Wenn wir uns in eine tiefe Entspannung begeben, schwingt unser Hirnstrom mit einer Frequenz zwischen vier und sieben Hertz. Im Bereich der Theta-Wellen befindet sich die Emotionalebene. Diese verlangsamte Hirntätigkeit kann durch negative Emotionen ausgelöst werden; höhere Erkenntnisse sind dabei nicht möglich. Mit negativen Emotionen wie Angst befindet sich das Hirn in einer sehr niedrigen Schwingung, die ein erweitertes Bewusstsein gar nicht zulässt.

Alpha-Wellen 7–12 Hz

Die Alpha-Wellen-Frequenzen bezeichnet man auch als Mentalebene. Es ist die Ebene, in der man „gescheit“ - diese Entwicklung findet im Jugendalter in der "Pubertät" statt - wird. Es ist die Ebene des normalen Denkens. Echte höhere Erkenntnisse sind mit dieser Hirnaktivität jedoch nicht möglich, denn mit dem Verstand ist immer nur ein sehr kleiner Teil der Wirklichkeit erfassbar.

Beta-Wellen 12–30 Hz

Wenn wir uns in eine „geistig“ erhöhte Aktivität begeben, erhöht sich auch die Frequenz des Hirnstroms stark. Damit sind höhere Erkenntnisse, möglich.

Gamma Wellen 30–80 Hz

Für noch höhere Wahrnehmungs- und Erkenntnisfunktionen muss sich die Hirnfrequenz allerdings noch weiter erhöhen. Nach einem

Artikel von Fosar/Bludorf[86] liegt beispielsweise die fünfte Schumann- Resonanz[87] bei knapp 33 Hz:

> *Laut Tabelle der Monroe-Frequenzen[88] kann dies beim Menschen Gefühle der Vibration und Unruhe auslösen. Viele sensible Menschen können dies in unserer Zeit an sich beobachten. Eine Erhöhung dieser Frequenz, beispielsweise auf 35 Hertz, würde diesen Effekt abklingen lassen und gleichzeitig zu einer Öffnung der mittleren Chakren des Körpers führen. Eine Erhöhung der achten Schumann-Resonanz von derzeit 50 Hertz auf 55 Hertz könnte sogar die Kundalini-Kraft im Menschen freisetzen.*

Die Erde pulste lange Zeit hauptsächlich auf 7,83 Hz (Schumann-Resonanz), d.h. einer Frequenz zwischen den Theta- und Alpha-Wellen.[89] Diese Frequenz ist nicht zufällig die Frequenz der Materialität. Sie ermöglicht(e) dem Menschen eine gewisse Bewusstseinsentwicklung, da sie zwischen dem Schlaf- und Wachbewusstsein liegt; höhere Erkenntnisse verlangen dabei aber sehr viel Übung und ein klares bewusstes Wollen.

Aktuelle neurologische Forschungen zeigen, dass bei Meditationszuständen schnelle Gammawellen zwischen 30 Hz und 80 Hz auftreten. In einer an der Universität von Wisconsin, Madison, USA, von Professor Richard Davidson durchgeführten Studie mit acht tibetischen Mönchen, konnte sogar nachgewiesen werden, dass Meditation offenbar eine dauerhafte Gammawellenaktivität fördert, mit der Ruhe und Gelassenheit einhergehen[90]. Diese Erkenntnis wird in einigen Bereichen der Schulmedizin, u.a. auch in der Schmerzbehandlung eingesetzt.

---

[86] vgl. Fosar/Bludorf: „Zaubergesang“: http://www.fosar-bludorf.com/archiv/schum.htm

[87] Schumann-Resonanz: schwache elektromagnetische Strahlung natürlichen Ursprungs zwischen 7 und 30 Hz, ausgelöst durch die weltweit auftretenden Blitze bei Gewittern, untersucht von Schumann und König, TU München

[88] http://www.musikmagieundmedizin.com/Musikartikel/monroe.html

[89] Zur Eigenschwingung der Erde vgl. Das Summen der Erde: Eigenschwingungen, http://www.weltderphysik.de/de/6901.php

[90] Meditation und Hirnfrequenzen: http://www.3sat.de/dynamic/sitegen/bin/sitegen.php?tab=2&source=/nano/redaktion/92817/index.html

Bei einem Gehirn, das Gamma-Wellen-Schwingungen aufweist, wird eine höhere Wahrnehmung und Erkenntnis möglich. Das feinstoffliche Wahrnehmen setzt eine Hirnfrequenzerhöhung voraus, die mindestens bis zur Höhe der Gamma-Wellen reicht. Diesem Bereich werden spirituell auch die so genannten Psi-Kräfte wie Hellsehen zugeordnet.

Das Gehirn als Ganzes kann nicht der direkte Empfänger sein. Es braucht eine entsprechende eingerichtete Antenne. Dies ist die DNA.

Die DNA aus naturwissenschaftlicher Sicht

Die DNA (Desoxyribonukleinsäure) ist das in den Chromosomen enthaltene Erbmaterial, das durch vier Basen kodiert wird: Adenin (A), Cytosin (C), Guanin (G) und Thymin (T). Auf zwei ineinander verdrehten Strängen stehen sich jeweils zwei Basen gegenüber, weshalb die Struktur auch Doppelhelix genannt wird. Die Basenpaare wiederholen sich in einer für jedes einzelne Lebewesen einzigartigen Reihenfolge. Die Basen werden durch Zuckermoleküle (Desoxyribose) gestützt.

Die DNA kann sich über komplexe Mechanismen mithilfe von RNA (Ribonukleinsäure (acid)) vermehren (Replikation). Ausserdem kann die DNA vereinfacht gesagt für die Proteinbildung mithilfe von mRNA (messenger-RNA) und tRNA (transfer-RNA) gelesen (Transkription) und übersetzt werden (Translation). Die Abfolge der Basenpaare bestimmt dabei die Art der Proteinbildung.

Bis vor kurzem ging man in der naturwissenschaftlichen Forschung davon aus, dass lediglich wenige Prozent der DNA tatsächlich benötigt würden. Der Rest wurde als Junk-DNA bezeichnet, da man annahm, dass hier keine Erbinformationen aktiv verwendet würden. Neuere Forschungsergebnisse zeigen jedoch, dass dieser vermeintliche „genetische Müll" durchaus wichtige Funktionen aufweist. Hier hat sich die Natur einerseits im Lauf der Zeit eine ganze Bibliothek von Möglichkeiten für alle Fälle geschaffen, von denen tatsächlich in der Regel nur ein kleiner Teil die Produktion von Eiweissen kodiert. Hin und wieder wird in den nicht kodierenden Abschnitten plötzlich ein Gen aktiv. Die Junk-DNA[91] ist aber auch sonst nicht funktionslos. Elizabeth A.D. Hammock vom Yerkes Primatenforschungszentrums an der Emory Universität und ihr Kollege, der Verhaltensforscher Larry J. Young stellten fest, dass in diesen Genabschnitten auch soziale Verhaltensweisen kodiert sein können.

Die DNA aus ganzheitlicher Sicht

Das jeweilige menschliche Erbgut ist individuell programmiert, d.h. jedes menschliche Wesen ist schon allein aufgrund seiner DNA einzigartig, ein Individuum. Aus diesem Grund halten wohl die meisten frei spirituell empfindenden Menschen die Vorstellung, dass es sich lediglich um eine rein zufällige Mischung aus zwei Chromosomensätzen (mütterliche und väterliche) handelt, nicht für richtig. Nach naturwissenschaftlichen Vorstellungen weisen die Chromosomen der Lebewesen auf der Erde DNA in Form einer verzwirbelten Doppelhelix auf. Ganzheitlich betrachtet muss man jedoch davon ausgehen, dass wir mit der geistigen Ebene verbundene weitere Helices aufweisen. Diskutiert wird hier beispielsweise die 12-Strang-DNA. Ausserdem kann die Form der DNA mit einer kombinierten Stab- und Rundantenne verglichen werden, welche sich dazu eignet, elektromagnetische Wellen aufzunehmen. Licht ist eine elektromagnetische Welle.

Diese zusätzlichen DNA-Stränge werden den nichtmateriellen, übersinnlichen Erscheinungen zugeordnet. Grundsätzlich können wir uns die DNA als Verbindungsstelle zur geistigen Welt vorstellen. Seine volle Kapazität kann ein Mensch demgemäss nur dann aus-

---

[91] Zu Junk-DNA und Funktion, speziell zum Verhalten: http://www.g-o.de/wissen-aktuell-2971-2005-06-10.html

schöpfen, wenn alle DNA-Stränge aktiviert werden, sowohl die auf der materiellen als auch die in der spirituellen Ebene verankerten.

Mit der spirituellen Öffnung erhält ein Mensch Zugang zu verborgenem Potenzial. Anders als bei von Kirchen und religiösen Institutionen vorgegebenen Anschauungen, wo ein Mensch sich über die Vermittlung durch eine Kirche oder geistliche Führung mit der geistigen Ebene bzw. der Schöpfung oder Gott in Verbindung setzt, ist dies nach vielen spirituellen Weltanschauungen direkt möglich.

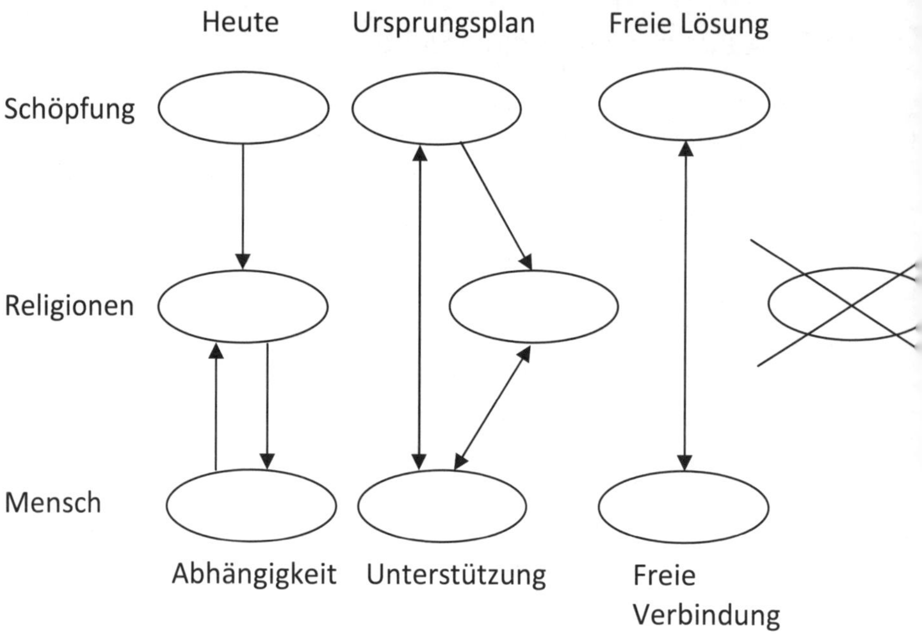

Wir sehen hier, wie man sich den Kontakt zur geistigen Ebene in drei Modellen vorstellen kann: über einen religiösen Vermittler (Exponenten der Religionen) vermittelter Kontakt, direkter Kontakt mit religiösem Vermittler bei Bedarf und freier Kontakt ohne religiöse Vermittler.

Die Aktivierung der DNA aus ganzheitlicher Sicht

Die nichtaktiven Bereiche der DNA können für eine ganzheitliche Entwicklung durch verschiedene Faktoren aktiviert werden. Beispielsweise durch spirituelle Hilfestellung anderer Menschen oder traumatische Erfahrungen wie Unfall, Krankheit und Nahtoderlebnisse. Die DNA ist ein riesiger Speicher von Photonen (Lichtteilchen).

Die Helix-Struktur erlaubt die Nutzung sowohl elektrischer als auch magnetischer Komponenten eines äusseren Feldes, da die Helix-Antenne zwischen Stabform (elektrischer Dipol) und Ringform (magnetischer Dipol) liegt."[92]

Einige ganzheitliche Denkrichtungen zeigen, wie sich die zunehmenden Sonnenfleckaktivitäten mit ihrem vermehrten Photonenausstoss auch auf die Aktivierung der DNA auswirken. Sobald ein Mensch entscheidet, sich dem erweiterten feinstofflichen Wissen zu öffnen, beginnt er bisher brach liegende „Lichtandockstellen" zu aktivieren und seinen Filter im Thalamus durchlässig für die mittels Lichtteilchen übertragenen Informationen zu machen. Damit wird eine Rückverbindung zur geistigen Ebene aktiviert.

Diese Rückverbindung zum Feinstofflichen kann mit dem Auflösen eines Nebels, dem Nebel des Vergessens, verglichen werden. Sie lässt immer mehr Details deutlich und klar zutage treten. Die als Synonym für das Licht betrachtete Sonne durchdringt den Nebel des Vergessens immer stärker und erhellt allmählich das Leben des Betreffenden (Erleuchtung). Je mehr sich der betreffende Mensch öffnen will, desto mehr DNA-Sequenzen werden aktiviert. Damit einhergehend können sich paranormale Fähigkeiten wie Hellsehen, Hellfühlen und Hellhören entwickeln.

Diese ganzheitlich-geistigen Prozesse können aber nur angestossen werden, wenn man nicht unterdrückend in den menschlichen

---

[92] Vgl. Popp, Fritz-Albert: Biologie des Lichts. Grundlagen der ultraschwachen Zellstrahlung, 1996 und ders. zitiert nach http://www.universal-prinzip.de/kapitel6/kap6wissenschaft-3-9.htm

Organismus eingreift. Medikamente und Impfungen, aber auch Erziehung, Schulsysteme und weitere Faktoren können diese Prozesse stören.

Photonen aus naturwissenschaftlicher Sicht

Ein Photon (oder Quantenobjekt) ist ein „Lichtteilchen". Es kann als Welle oder Teilchen gemessen werden und existiert in unterschiedlichen Energiezuständen, wie etwa Lichtphotonen oder die bei radioaktivem Zerfall entstehenden Gammaphotonen. Lichtphotonen gehören zur elektromagnetischen Strahlung aus dem Infrarotbereich.

> *Fünfzig Jahre intensiven Nachdenkens haben mich der Antwort auf die Frage ‚Was sind Lichtquanten?' nicht näher gebracht.*[93].

Inzwischen ist die Naturwissenschaft in der Erforschung von Quantenphänomenen schon einen grossen Schritt weiter, wie auch beispielsweise die Forschungen am CERN[94] in Genf zeigen, wenn auch immer noch Fragen offen bleiben. Licht ist

> *...weder das eine noch das andere: es ist ein Wesen aus der Quantenwelt und entzieht sich unserer Logik. Licht lässt sich nicht festhalten, die Lichtteilchen – die so genannten Photonen – sind massenlos und bewegen sich mit Lichtgeschwindigkeit.*

Mit Licht können auch Informationen übertragen werden; dabei wird es moduliert, d.h. verändert. Auf der Ebene der Materie nutzen wir das Licht zur Übertragung von Informationen mittels Glasfasertechnik. Aber auch Zellen können dem Biologen Fritz-Albert Popp[95] zufolge mittels Licht Informationen austauschen.

---

[93] Einstein, Albert, 1951, zitiert nach Deutsche Physikalische Gesellschaft e.V:, vgl. Deutsche Physikalische Gesellschaft e.V.: http://www.weltderphysik.de/de/3783.php

[94] Interview mit dem Physiker Rolf Landua: http://www.zeit.de/2009/44/Cern

[95] Zu Biophotonen vgl. Fuss, Holger: Das rätselhafte Leuchten allen Lebens, in Spiegel online, 23.8.2005; in: http://www.spiegel.de/wissenschaft/mensch/0,1518,370918,00.html

Photonen aus ganzheitlicher Sicht

Da Photonen immer in Bewegung sind, ist es naheliegend, dass sie auch in einem Fluss beständig Informationen aufnehmen und abgeben können. Eine Radiowelle geht nicht nur bis zur Antenne, sondern streift wie ein Wind faktisch an der Antenne entlang. Trotzdem kann die Antenne die Schwingungen, welche die Radioprogramme enthalten, aufnehmen. Zwischen den Photonen und der DNA besteht eine ähnliche Verbindung.

Nach der Zentralsonnentheorie[96] kann man sich auch den Informationsaustausch zwischen der Zentralsonne und unserer Sonne – und über unsere Sonne zu uns – über Photonen erklären. Eventuell erfolgt der Informationsaustausch aber auch über schnellere, bislang nicht naturwissenschaftlich bestätigte Teilchen.

Neutrinos aus naturwissenschaftlicher Sicht

Neutrinos sind sehr merkwürdige Teilchen[97]. Sie sind elektrisch weitgehend neutral, also nur mit einer schwachen Wechselwirkung ausgestattet, und sie können ihre eigenen Antiteilchen sein. Neutrinos sind Teil des Atomkerns und haben eine Masse. Sie sind die häufigsten mit Masse versehenen Teilchen des Universums, existieren seit dem Urknall und bewegen sich fast mit Lichtgeschwindigkeit. Die Physik erforscht derzeit mit mehreren grossen Experimenten die Rolle des Neutrinos im Universum. Neutrinos sind überall und können sich praktisch ungehindert durch die Materie bewegen. Die

[96] Eine als Alcyone bezeichnete Zentralsonne (im Sternbild der Plejaden) wurde Mitte des 19. Jahrhunderts erstmals von dem Astronomen Johann Heinrich Mädler vermutet; sie wird in vielen esoterischen Schriften, u.a. Blavatsky, aufgeführt, ist von der Naturwissenschaft jedoch nicht anerkannt. Allerdings wird von manchen Naturwissenschaftlern eingeräumt, dass ggf. das schwarze Loch in der Mitte unserer Galaxie als Zentralsonne interpretiert werden könnte. Siehe auch: http://www.retrobibliothek.de/retrobib/seite.html?id=116639

[97] Deutsche Physikalische Gesellschaft e.V.: http://www.weltderphysik.de/de/5098.php und http://www.weltderphysik.de/de/5093.php und http://www.weltderphysik.de/de/5083.php und http://www.weltderphysik.de/de/944.php

Physikalische Gesellschaft gibt an, dass man von 336 Neutrinos pro Kubikzentimeter Kosmos ausgehen könne[98].

Neutrinos aus ganzheitlicher Sicht

Die bisher bekannten Eigenschaften des Neutrinos sind aus ganzheitlicher Sicht vor allem deshalb interessant, weil wir es, anders als bisher bei anderen Teilchen des Universums, gleichzeitig mit Teilchen und Antiteilchen zu tun haben und sie sich, je nach zugrundeliegender Theorie, auch schneller als Licht bewegen können. Sie könnten ganzheitlich betrachtet als neutrale Informationsträger zwischen der Zentralsonne und unserer Sonne agieren, wobei sie sich mit den Photonen austauschen. Neutrinos sind deshalb die vermutlich geeignetste Form der Lichtteilchen, um die Informationen aus der geistigen Welt, welche die Neutrinos quasi modulieren (mit Informationen versehen), in der DNA im Menschen zu empfangen.

Naturwissenschaftliche Untersuchungen finden zu diesem Thema leider (noch) nicht statt. Lediglich J. E. Charon[99] beschreibt diesen Prozess des Informationsaustausches zwischen Photonen und Neutrinos.

Fazit: Gehirn, DNA und Neutrinos als ganzheitliches Orchester

Wir können uns das Zusammenspiel wie ein Orchester vorstellen. Wenn alle Instrumente fein gestimmt sind (d.h. in Resonanz zueinander gebracht), ist das Konzert harmonisch, rund, ausgeglichen und man kann es geniessen. Funktioniert das Gehirn vollständig und sind die DNA-Strukturen nicht geschädigt, kann der Mensch sich

[98] Deutsche Physikalische Gesellschaft e.V.: http://www.weltderphysik.de/de/5083.php
[99] http://www.psychophysik.com/html/re-0741-charon.html; vgl. Morpheus (Dieter Broers): Transformation der Erde

einfacher und nachhaltiger für die Informationen aus der geistigen Welt ausrichten und diese in sein Leben empfangen.

Ist die Antenne DNA "verbogen", kann die Antenne noch so genau auf den Sender ausgerichtet werden, ein Empfang ist nur gestört möglich. Impfungen können, ganzheitlich betrachtet, insbesondere DNA-Sequenzen innerhalb der Zellen - vor allem im Thalamus - ganz oder teilweise nachhaltig schädigen. Diese Schäden sind oft nur schwer korrigierbar, auch wenn die DNA durchaus flexibel und reparaturfähig ist, wie auch der Zellbiologe Bruce Lipton[100] sagt. Diese Störungen können durch einige Einflüsse geschehen. Die Impfungen gehören offensichtlich zu den schädlichsten Einflüssen, da sie sehr früh in einen ungeschützten Organismus eingreifen.

Zellstoffwechsel, Impfzusatzstoffe und Substanzprozesse

Impfzusatzstoffe wie Aluminiumverbindungen, Ethylquecksilber und Formaldehyd können, neben den bereits aufgeführten Nebenwirkungen, auch indirekt auf die feinstoffliche Ebene wirken. Sie können aus feinstofflicher Betrachtungsweise den Substanzprozess innerhalb der Zellen beeinflussen, gar schädigen. Eine wichtige Rolle in diesem Energieprozess innerhalb der lebendigen Zelle spielt das Phosphat.

Impfzusatzstoffe und ihre Wirkung auf die DNA

Die Naturwissenschaft und mit ihr die Schulmedizin gehen davon aus, dass die Impfzusatzstoffe in viel zu geringen Mengen zugefügt werden, um sich auf die DNA überhaupt auswirken zu können. Dieses Denken ist jedoch ein rein materialistisches quantitatives Denken und demnach sehr einseitig. Ganzheitlich betrachtet greifen sie zumindest indirekt in die spirituelle Entwicklung ein.

---

[100] vgl. Lipton, Bruce: Intelligente Zellen

Von der Biophotonentheorie ausgehend müssen wir uns vorstellen, dass die DNA der einzelnen Zellen mithilfe von Photonen miteinander kommuniziert. Werden dem Organismus über Impfstoffe schädliche Substanzen zugefügt, verhindert beispielsweise Aluminium den Phosphorprozess, der mit Licht in Verbindung steht (vgl. unten: „Phosphor aus ganzheitlicher Sicht“).

Nebst der Tatsache, dass geschädigte DNA-Stränge für den Empfang der feinstofflichen Informationen vermindert sind, werden durch die Zellteilung diese Mängel weitergegeben. Glücklicherweise scheint der Körper nicht nur nach einer Impfung seine Selbstheilungskräfte zu aktivieren. Er regeneriert oder isoliert und entfernt diese „vergifteten“ Zellen. Damit lässt sich beispielsweise sehr gut erklären, weshalb sich auch geimpfte Menschen spirituell entwickeln können.

Das wahre Selbst wird erst etwa im dritten Lebensjahr aktiv. Bis dahin sind die Strukturen und Funktionen der DNA noch nicht in dem Masse aktiviert wie sie es im Laufe der Jahre sein werden. Das ist in diesem Alter auch noch nicht notwendig. Allerdings ist es genau deshalb möglich, dass vor dem dritten Lebensjahr und sicherlich in den ersten Lebensmonaten verabreichte Giftstoffe auch in winzigen Mengen sehr viel stärker in die DNA eingreifen, dies aber nicht bemerkt werden kann. Kleine Mengen können aufgrund ihrer Potenzierung grosse Schäden anrichten, insbesondere wenn es sich um so schädliche Substanzen wie Aluminium, Quecksilber oder Formaldehyd handelt. Treten nach der Impfung keine physischen Probleme auf, heisst das nicht, dass auch keine feinstofflichen Probleme aufgetreten sind.

Auf den nächsten Seiten geht es nun um die Substanzprozesse von Phosphor, Schwefel und Kieselsäure, welche durch die Impfinhaltsstoffe nachhaltig gestört werden können. Um die Grundlagen zu verstehen, muss die materielle, feinstoffliche und therapeutische Ebene dargestellt werden. Nur so ist ersichtlich, dass Impfungen tatsächlich negativ auf die Bewusstwerdung über die Substanzprozesse eingreifen können.

Phosphorverbindungen aus schulmedizinischer Sicht

Die DNA besteht aus Nukleotiden; diese sind wiederum aus Purinbasen (Adenin oder Guanin) oder Pyrimidinbasen[101] (Cytosin oder Thymin) sowie einem C5-Zucker (Pentose: Desoxyribose bzw. Ribose) und einem Phosphorsäurerest aufgebaut. Phosphorverbindungen spielen auch im Zellstoffwechsel eine wichtige Rolle. Beim Energiestoffwechsel in den Mitochondrien bindet Adenosindiphosphat unter Aufnahme der in der Atmungskette umgesetzten Energie (von Kohlehydraten geliefert) einen Phosphatrest und wird zu Adenosintriphosphat: ADP wird zu ATP. Das Adenosintriphosphat ist ein Nukleotid aus Adenosin und drei Phosphatresten und dadurch eine energiereiche Substanz. Es ist das zentrale Element der Energieversorgung einer Zelle. Diese Energie wird verzehrt und wieder neu gebildet.

Phosphor und Zucker aus ganzheitlicher Sicht

So genannte hyperaktive Kinder wurden früher Phosphatis genannt. Kinder reagieren generell stark auf eine Zuckergabe, vor allem auf die Zuführung von weissem, raffiniertem Zucker. Zucker und Phosphat spielen eine grosse Rolle im Energiestoffwechsel.

Der junge Mensch kann seinen Körper mit den Kräften des wahren Selbst noch nicht im gleichen Umfang kontrollieren, wie idealerweise ein Erwachsener. Daher rührt auch das „Aufgedrehtsein“ bzw. die Zappeligkeit nach einer Zuckergabe. Diese Unruhe hängt wiederum mit dem vor allem in der Muskelzelle tätigen ATP (Adenosintriposphat) zusammen. Durch die Abspaltung eines Phosphatmoleküls wird Energie erzeugt. Wenn der Körper mit zu viel Zucker und

---

[101] Anstelle von Thymin steht in der RNA die Pyrimidinbase Uracil.

damit also auch mit zu viel Phosphat angereichert ist, muss er sich dieser Stoffe entledigen. Der Zucker wird beispielsweise durch vermehrte Körperaktivität verbraucht.

Hyperaktive Kinder kann man behandeln, indem man Kristallzucker und damit angereicherte Produkte absetzt bzw. auf natürliche Süssungsmittel umstellt und parallel dazu potenzierten Phosphor gibt. Während der potenzierte Phosphor das wahre Selbst in den Organismus bringt, trägt der Zucker die aufbauende Tätigkeit des wahren Selbst durch den Körper. Sobald der Phosphorprozess wieder richtig abläuft, können die regulierenden Kräfte des wahren Selbst wieder harmonisierend und ausgleichend eingreifen.

Phosphorprozess und Aluminium

Phosphor gilt in der ganzheitlichen Weltanschauung als lichtbildend und wird vom Begründer der Anthroposophie, Rudolph Steiner, als anthroposophisches Heilmittel beschrieben:

- Bezug zum Licht, zum wahren Selbst
- leuchtet und kann sich leicht an der Luft entzünden
- verbindet das wahre Selbst mit den Substanzen im Körper
- Phosphor wird als Licht-Träger bezeichnet
- gleicht zwischen den Gegensätzlichkeiten aus, harmonisiert durch die Kräfte des wahren Selbst, damit die Prozesse im Menschen nicht auf eine der beiden Seiten kippen (Aufbau oder Abbau)

Der Phosphor führt das wahre Selbst stufenweise in den Organismus ein, sodass eine gesunde und wesensgerechte Entwicklung stattfinden kann. Geraten die Phosphorprozesse im Organismus, wieso auch immer, aus dem Gleichgewicht, können sich vielfältige Störungen auf allen Ebenen einstellen. Hier schauen wir uns die daraus entstehenden geistig-seelischen Störungen an, bei denen Phosphor als Heilmittel eingesetzt wird:

- Wahrnehmungs- und Gedankenprozesse zu stark selbstbezogen – Egozentriker
- Manie, Ideenflucht, Lampenfieber, euphorisch
- Nervosität
- Konzentrationsschwäche
- Hyperaktivität
- Tobsucht
- Angst, Furcht
- Zwangsvorstellungen
- Hellsichtigkeit
- Grössenwahn bei mangelhaftem Selbstbewusstsein.

Durch die natürliche Anwendung des potenzierten Phosphors in der anthroposophischen Medizin wird dem wahren Selbst der Weg des Eingreifens in die Leiblichkeit geebnet und damit der Inkarnationsprozess (Manifestationsprozess) angeregt.

Die klassische Homöopathie wendet Phosphor bei Störungen im geistigen und Gemütsbereich sehr ähnlich an:

- grosse Niedergeschlagenheit
- leicht ärgerlich
- furchtsam, als ob etwas aus jeder Ecke kröche
- Zustände von Hellsehen
- starke Neigung hochzufahren
- Überempfindlichkeit gegen äussere Einflüsse
- Ekstase
- Todesfurcht beim Alleinsein
- müdes Gefühl im Hirn
- Irrsinn mit übertriebener Vorstellung der eigenen Bedeutung (Grössenwahn)
- erregbar, dadurch überall Hitzegefühl
- unruhig, zappelig
- verringerte Sensibilität, Gleichgültigkeit.

Aluminium stört den Lichtstoffwechsel der Zellen. Der für unseren Körper sehr wichtige Lichtstoffwechsel funktioniert auf der Basis von Biophotonen. Das im grossen Lichtspeicher der DNA gespeicherte und informierte Licht, wird über den Phosphor der DNA, der in der Materie inkarnierten Seele zugänglich gemacht. Dadurch, dass Aluminium Phosphat bindet, also inaktiviert, kann der Phosphorprozess in seiner durchlichtenden Art (Licht ins Dunkel = Erleuchtung) zurückgebunden werden und es ist nur ein materielles Bewusstsein (Materialisten) möglich. Das bedeutet, dass weniger bis keine Lichtinformationen empfangen und umgesetzt werden können. Die therapeutisch oft erfolgreiche Anwendung des potenzierten Phosphors zeigt dies eindrücklich.

Schwefelprozess und Quecksilber

Quecksilber kann eine Verbindung mit Schwefel eingehen. Schwefel ist ein Bestandteil der Aminosäure Cystein (Eiweissmolekül), die im Energiestoffwechsel eine Rolle spielt. Aus diesem Grund müssen wir das als Impfzusatzstoff verwendete Ethylquecksilber kritisch betrachten.

Während der Phosphor in der anthroposophischen Medizin als ein Lichtträger und Lichtvermittler betrachtet wird, gilt der Schwefel als Substanz, die Wärme verinnerlicht:

- trägt die Wärme in sich, kann viel davon speichern
- innere Beziehung zum Leben
- findet sich in nahezu jeder lebenden Substanz, besonders im Eiweiss
- steht vermittelnd zwischen der physischen Wärme und dem Übersinnlichen
- bindet das Leben an die Stofflichkeit
- ist vor allem im Aufbaustoffwechsel tätig (Bezug zur Leber)
- entgiftende Wirkung, vor allem auf Metalle und mineralische Substanzen

- zu starker Schwefelprozess kann das Bewusstsein abdämpfen und macht schläfrig
- Stagniertes wieder in Bewegung bringen.

In diesem Zusammenhang ist auch die Gegenüberstellung von gesunden und krankhaften Schwefelprozessen interessant.

Gesunder Schwefelprozess:
Belesen, interessiert, „neugierig“, unternehmerisch; sprachbegabt, gutes Gedächtnis; Forschertyp, tiefer philosophischer Denker.

Krankhafter Schwefelprozess:
Versponnen, weltfremd, zerstreut, vergesslich, neigt zu religiöser Schwärmerei, Zwangsvorstellungen, z.B. paranoide Depression, Erregungszustände.

Die klassische Homöopathie wendet den Schwefel bei Störungen im geistigen Bereich und im Gemütsbereich sehr ähnlich an:

- sehr vergesslich
- Denken fällt schwer
- Illusionen: hält Lumpen für schöne Kleider, hält sich für sehr reich
- dauernd geschäftig
- kindische Launenhaftigkeit bei Erwachsenen
- reizbar
- verminderte Zuneigung, sehr selbstsüchtig (Leitsymptom), keine Rücksicht auf andere
- religiöse Melancholie
- Abneigung gegen geschäftliche Dinge, lungert herum, zu faul, um sich aufzuraffen
- bildet sich ein, falsche Sachen an Leute zu geben und so ihren Tod zu verursachen
- fast immer reizbar, deprimiert, dünn und schwach, sogar bei gutem Appetit.

Der Schwefel hat einen Bezug zur Wärme, zum Aufbau und zur Neugestaltung. Er ist der Hauptwirkstoff im Stoffwechsel. Das Stoffwechselsystem liegt als dessen Gegenspieler dem Nerven-Sinnessystem gegenüber. Menschen, die im Stoffwechsel zu stark sind, werden nie richtig wach. Sie werden deshalb auch als Phlegmatiker bezeichnet.

Schwefel in potenzierter Form hat die Fähigkeit, den Menschen aus seinen intellektuellen Denkspiralen (Zwangsgedanken) zu holen und so wieder einen Ausgleich zwischen Denken und Fühlen herzustellen.

Schwefel ist eines der Hauptheilmittel bei Ablagerungs- und Verhärtungskrankheiten, d.h. zu den destruktiven abbauenden und zur Erstarrung tendierenden Krankheiten.

Bei einer Störung des Schwefelprozesses wird auch die charakterliche Wärme vermindert oder gar verhindert. Wo das Aluminium, das den Phosphorprozess beeinflusst, als Verhinderer der irdischen Manifestation des wahren Selbst betrachtet werden kann, verhindert das Quecksilber, das den Schwefelprozess beeinflusst, die irdische Manifestation der Herzenswärme, des gesunden Mutes, des Gewissens und der Vernunft, also der positiven Charaktereigenschaften der Seele.

Formica-/Kieselsäureprozess und Formaldehyd

Formaldehyd, ein weiterer giftiger Impfzusatzstoff, gilt in der Schulmedizin in winzigen Mengen ebenfalls als nicht gefährlich. Aus ganzheitlicher Sicht muss man diesen Stoff jedoch in seinem Zusammenhang mit dem anthroposophischen Mittel Formica[102] betrachten. Es wird der Kieselsäure (Silicea/Quarz) gleichgesetzt. Diese beiden Heilmittel haben eine ähnliche Heilwirkung, setzen jedoch auf unterschiedlichen Ebenen an. Der gesamte menschliche Orga-

[102] Formica lat. für Ameise; Ameisensäure wird auch als Formalinsäure bezeichnet

nismus ist von einem Gerüst aus Kieselsäuren[103] (im Bindegewebe z.B. sowie Haut und Haar) durchzogen. Die Kieselsäure/Formica gelten als Gegenspieler des Schwefels.

Formica/Kieselsäure:

- Gegenspieler zum Schwefel (Aufbau) – Formica = Abbau über Nerven-Sinnes-System
- Vermittler der gestaltenden physischen Kräfte, vor allem wenn die Gestaltung noch nicht abgeschlossen ist (Säugling, Kleinkinder)
- Quarz (Grundlage für Glas, Kristall) ist durchlässig für Licht
- ermöglicht, dass Kräfte und Qualitäten einfliessen können: Gestaltung, Formgebung (bei Mangel gestört: zurückbleibend, Störung der Gestaltbildung)
- vermittelt nach innen: Licht, Geruch, Sehen, Hören, Wärme, Gedankenklarheit
- Gestaltungskräfte des wahren Selbst über Kieselsäure zu schwach = Entartung bis Krebs
- hat Beziehung zur Wärme
- Wesensverwandtschaft zum Licht.

Gesunder Kieselsäureprozess:

Seelisches „In-sich-Ruhen", Gleichgewicht; zwischen Mitempfinden und distanziert sein; Selbstsicherheit, waches Wahrnehmen und Denken.

Krankhafter Kieselsäureprozess:

- Mangel an Selbstvertrauen, Lebensüberdruss, kein fester persönlicher Standpunkt
- übermässige Nachgiebigkeit, die jedoch in unbeherrschten Zorn, Aggressivität, ja Bösartigkeit umschlagen kann
- pedantisch, peinlich in Kleinigkeiten
- Nervosität, unfähig zur Willenskonzentration

---

[103] Kieselsäure: Der Stoff wird nur im Deutschen als Säure bezeichnet, tatsächlich handelt es sich um Siliziumdioxid.

- unkonzentrierte Schulkinder
- Intelligenzschwierigkeiten bei Jugendlichen.

Die klassische Homöopathie setzt die Kieselsäure bei folgenden Symptomen ein:

- nachgiebig, schwachherzig, ängstlich
- nervös und leicht aufgeregt
- empfindlich gegen alle Eindrücke
- Hirnmüdigkeit
- eigensinnige, dickköpfige Kinder
- geistesabwesend
- fixe Ideen, denkt nur an Nadeln, fürchtet sie, sucht und zählt sie.

Kieselsäure findet bei Menschen Anwendung, die keinen festen persönlichen Standpunkt haben. In potenzierter Form hat sie die Fähigkeit, Menschen ihre fehlende Struktur, den inneren Halt zu geben und ihn gesund differenzieren zu lassen. Mithilfe von Kieselsäure kann der persönliche Standpunkt, die Erdung, aufgebaut werden.

Formaldehydgaben stören den Kieselsäureprozess. Sie verhindern den Aufbau einer gesunden Struktur im Menschen und vermindern oder verhindern gar das gesunde Eingreifen des wahren Selbst in den Aufbau der gesunden und natürlichen Strukturen. Ausserdem hat der Quarz einen Bezug zum Licht, er vermittelt das Licht nach innen. Ohne diese vermittelnde Funktion kann das durch den Phosphorprozess empfangene Licht nicht nach innen vermittelt und aufgenommen werden. Damit fehlt auch die Grundlage für eine spirituelle Entwicklung.

Ein weiterer sehr interessanter Punkt ist die Verbindung, die zwischen Aluminium und Phosphor, Quecksilber und Schwefel sowie Formaldehyd und Kieselsäure besteht. Die nachfolgende Grafik soll diese Zusammenhänge verdeutlichen. Erst durch diese drei sich zwar gegenüber stehenden, aber bedingenden Kräften kann sich ein harmonisches Handeln auf allen Ebenen ausbilden. Das Eine kann sich ohne die ergänzende aber auch kontrollierende Kraft des Anderen nicht gesund entwickeln und verfällt in eine Einseitigkeit, die sich in physischen und psychischen Krankheiten äussert. Dabei genügt schon ein einzelner fehlerhafter Substanzprozess einer dieser drei Stoffe, um die physische und/oder die psychische Harmonie zum Kippen zu bringen. Denn durch die Fehlfunktion eines Prozesses kann auch ein anderer Prozess, der sonst funktionieren würde, nachteilig beeinflusst oder gar blockiert werden. Jeder Mensch reagiert individuell, d.h. je nach Stärken und Schwächen kann die eine oder andere Substanz stärker oder schwächer wirken.

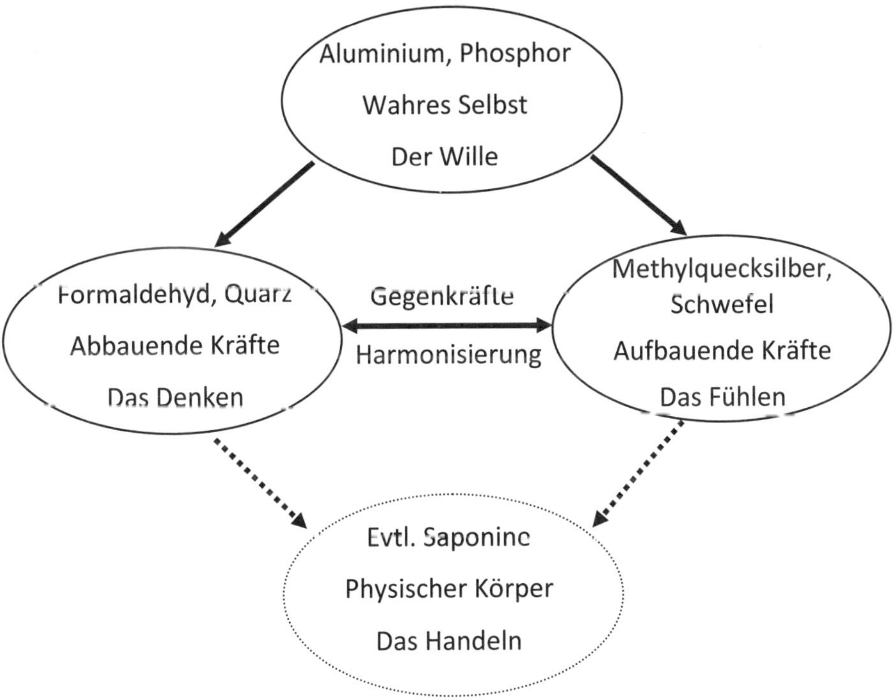

Auf den vierten Substanzprozess der Saponine wird an dieser Stelle nicht eingegangen, da diese Substanz noch relativ unbekannt ist, nur selten in den Impfungen (Grippeimpfung für ältere Menschen) verwendet wird und auch in der naturheilkundlichen Therapie selten verwendet wird.

Die Bedeutung ungestörter DNA-Prozesse

Durch das teils massive Eingreifen der Impfzusatzstoffe bis in die Grundstruktur und -funktion der DNA wird nicht nur der gesunde und richtige Aufbau des Menschen gestört, was sich anhand zahlreicher Nebenwirkungen zeigt. Es besteht auch die Gefahr, dass die spirituelle Entwicklung, die u.a. auf dem Phosphor-, Sulfur- und Kieselsäureprozessen basiert, beeinflusst wird, da die Impfinhaltstoffe die Ankoppelungsstellen in der DNA beeinträchtigen oder gar zerstören. Damit wird die Einwirkung über das Physische des wahren Selbst und der Empfang der Informationen aus der geistigen Welt nachhaltig behindert, weswegen auch viele Menschen keine Möglichkeiten haben sich zu öffnen.

Abschluss

Die Zusammenhänge zwischen Impfungen und der Bewusstseinsentwicklung können dargestellt werden. Das (normalerweise) materielle, lineare akademische Denken reicht jedoch nicht aus, um dies zu verstehen. Es sind wesentlich mehr Aspekte nötig, um diese Vernetzungen der verschiedenen Ebenen und Argumenten nachvollziehen zu können.

Diese Theorie kann ich nicht nach wissenschaftlichen Kriterien beweisen. Dazu ist die Wissenschaft gar nicht geeignet, da die Metaphysik nicht beweisbar ist, zumindest heute und die nächsten Jahren oder gar Jahrzehnten noch nicht.

Ein Beweis ist jedoch die Beobachtung der Umwelt, der Menschen rund um uns herum, in der Politik, der Wirtschaft oder auch der heutige Jugend, welche in den "Genuss" von vielen Impfungen kam. Diese Beobachtung sollte uns zu denken geben und schlussendlich zum Handeln animieren. Denn wir sind die Schöpfer für unsere Zukunft.

Dass in der heutigen Gesellschaft einiges im Argen liegt, muss nicht speziell erwähnt werden. Ob dieser massive Mangel an ganzheitlichem und spirituellem Bewusstsein, dem Fehlen des ganzheitlich vernetzten Denkens, nicht nur in der Wissenschaft, Wirtschaft und Politik, wirklich mit dem Impfen zusammenhängt, zeigt sich resp. würde sich auf zwei Arten zeigen:

- wenn sich in einer ganzheitlichen naturheilkundlichen Behandlung, inkl. "Ausleiten" der toxischen Inhaltsstoffe, der Patient sich zu öffnen beginnt.
- wenn ab sofort keine Impfungen mehr durchgeführt werden würden oder diese zumindest ohne den Zusatzstoff Aluminium erst sicherlich nach dem dritten Lebensjahr verabreicht werden würden.

Das Erste empfehle ich, sollte der aktuelle Gesundheitszustand dies notwendig machen, auf jeden Fall. Für das zweite braucht es unser aller Einsatz!

Dieses Buch ist ein weiteres Mosaiksteinchen auf dem Weg in eine impffreie, gesunde und vor allem selbstbestimmte Zukunft der Menschheit. Nicht zufällig sind Gesundheit und Freiheit die höchsten Güter des Menschen!

Abschluss und ein Blick auf die aktuelle Weltlage

Zum Abschluss dieses Buch erlauben Sie mir noch ein paar persönliche und unverblümte deutliche Bemerkungen und Beobachtungen anzufügen.

Wenn wir die momentane Weltsituation mit all ihren Kriegen und menschlichen Tragödien, die verbrecherische Hochfinanz und die menschenverachtenden und skrupellos ausbeutenden wirtschaftlichen Globalplayer, die meist absolute Niveaulosigkeit der Verdummungskiste (manche nennen es Fernseher) und die Schulsysteme, die immer weniger kindsgerecht sind, eine korrupte Medizin, die gekaufte Politik und die Tötungsindustrie mit ihren vielfältigen Varianten sowiwe einige andere Aspekte mehr betrachten, dann befindet sich die menschliche Gesellschaft auf einer sehr bedenklich tiefen Stufe. Die Menschheit ist dabei, sich durch ihre Gier selbst zu vernichten.

Der Mensch soll die Krönung der Schöpfung sein? Fraglich. Denn sie ist ein Abbild von Dummheit, Rücksichtslosigkeit, Brutalität, Unmenschlichkeit, Habgier und Boshaftigkeit. Es gibt zwar immer mehr Wissen, aber auch immer mehr dumme Menschen. Intelligent zu sein, heisst nicht automatisch auch gescheit zu sein. Es bedeutet lediglich, dass man etwas sehr gut auswendig gelernt hat und wiedergeben kann. Gescheite Menschen würden dies alles, was von Wirtschaft, Politik, Militärs und auch Religionen weltweit angezettelt wird, nicht (mit)machen.

Gescheite Menschen mit Herz und Verstand können durchaus hochintelligent sein, haben aber ein Gewissen. Hochintelligente Menschen müssen aber nicht zwingend ein Gewissen haben. Ausserdem erkennen gescheite Menschen, dass die Materie nur ein Bruchteil des grossen Ganzen ist. Sie erkennen dass die Materie ein verführerischer Mammon ohne Liebe sein muss. Hochintelligente und gescheite Menschen gibt es. Sie sitzen nicht selten an leitender Stelle, verteilt auf alle Bereiche. Sie haben aber meistens eines nicht, den Mut, alles öffentlich anzuprangern. Würden solche Menschen endlich den Mut haben und aufstehen, auf den Tisch klopfen und laut "Stopp" rufen, dann wäre morgen die Welt schon anders...

Es ist schlussendlich nicht so wichtig, was genau die Menschheit so weit gebracht hat, denn massive Verfehlungen gab es schon früher. Sicherlich sind die Impfungen, als relativ neue Erfindung, mitschuldig an den vielen heutigen Soziopathen, die die Macht in den verschiedenen Bereichen inne haben.

Es ist von essentieller Wichtigkeit, dass diesem Treiben Einhalt geboten wird. Da die Eliten dies sicherlich nicht machen werden, weil sie es nicht wollen, muss es einmal mehr vom Volk ausgehen. Nur so kann die Menschheit auf einen neuen Kurs gebracht werden. Die Aufklärung ist dabei eines der wichtigsten Werkzeuge. Und das Thema Impfen bietet sich diesbezüglich geradezu an. Denn nicht grundlos wird der Impfgedanke so vehement von Behörden, Politik und Wirtschaft verteidigt. Wissenschaftler und Ärzte dürfen alles an der Medizin ankreiden, nur nicht die Impfungen. Was steckt dahinter? Warum ist das so? Auf diese Fragen habe ich keine abschliessende Antwort, sondern nur eine sich immer mehr erhärtende Begründung: Das Impfen greift bereits in den ersten Lebensmonaten in den gesunden grob- und feinstofflichen Entwicklungsprozess ein und ist dadurch eine der wirkungsvollsten Waffen, die Menschheit dumm zu halten und krank zu machen, um sie weiterhin als Arbeitssklaven bei der Stange halten zu können. Denn kein Volk ist einfacher zu steuern als eines, das wie eine Schafherde brav blökend alles bedenkenlos und unhinterfragt konsumiert, was ihm vorgesetzt wird. Je mehr Menschen dies erkannt haben, desto grösser sind die Anstrengungen, eine weitere Bewusstwerdung zu verhindern. So ist es nicht verwunderlich, dass eifrig nach allen möglichen Anwendungsgebieten für Impfungen gesucht wird. Ausserdem wächst der Druck auf die impfkritischen Menschen zunehmend. Das ist ganz bestimmt kein Zufall, sondern so gewollt und geplant.

Die gefährliche destruktive Einseitigkeit, die heute wie ein Geschwür weit verbreitet ist, zeigt die folgende Grafik deutlich auf:

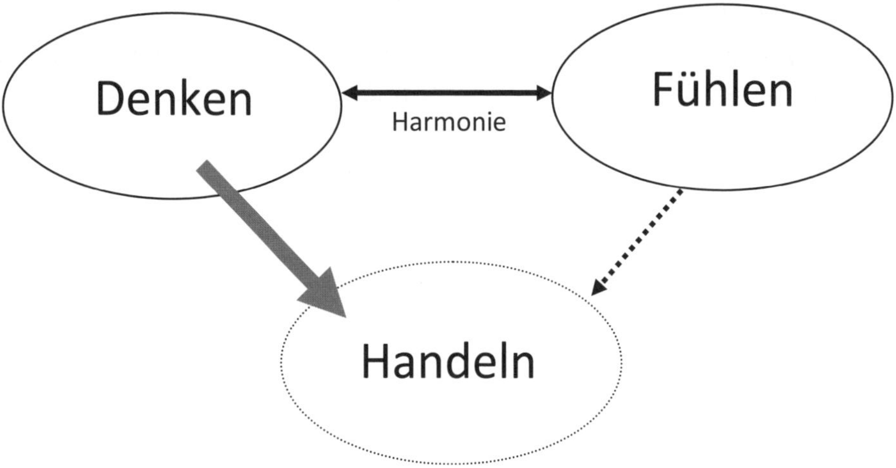

Die wichtigste Veränderung findet in jedem erwachenden Menschen statt: Bewusstseinserweiterung. Mithilfe für die Veränderungen bekommen wir von der geistigen Welt. Jeder einzelne für sich. Auch für die Menschheit generell ist das möglich. Aber nur dann, wenn es von einer genügend grossen Anzahl einzelner Menschen so gewünscht wird. Das grosse Ganze besteht immer aus den kleinen Details. Ohne die besteht auch das Grosse nicht.

Seien Sie sich, liebe Leserin und lieber Leser, bewusst, dass Sie wesentlich mehr Kraft zur Veränderung besitzen, als sie sich vorstellen können. Ein Lehrer sagte mir mal, dass ein erwachter bewusster Mensch im Verhältnis dieselben Kräfte hat wie 10'000 Schlafschafe. Es liegt also an uns, die Veränderungen herbei zu führen.

Eines ist sicher: Mutter Erde wird den Menschen überleben. Eine Zerstörung wird nicht zugelassen werden. Die Menschheit ist wie Flöhe auf einem Hund: Wird es dem Hund zu bunt, dann schüttelt er sich kräftig und die Flöhe "spicken" weg. Ist doch beruhigend, oder?

Vieles wird vorausgesagt. Aber vieles das vorausgesagt wurde, ist nicht eingetroffen. Deshalb gehe ich diesen Weg der Aufklärung konsequent weiter und freue mich, viele neue Gesichter auf diesem hoffentlich gemeinsamen Weg begrüssen zu dürfen.

Nun wünsche ich Ihnen viel Kraft, Licht und Liebe für die spannende Zeit der Veränderungen, die unmittelbar vor uns liegt.

Herzlichst, Ihr Daniel Trappitsch

Impfkritisches Engagement und spirituelles Wachstum

Der Drang nach Wachstum ist die Sehnsucht nach Selbstverwirklichung.

Sie können selbst dazu beitragen, dass die berechtigte Impfkritik in unserer Gesellschaft ernst genommen wird. Beschäftigen Sie sich mit den naturwissenschaftlichen, naturheilkundlichen und spirituellen Grundlagen der Impfkritik. Dazu steht Ihnen eine ganze Palette an Literatur, viele Internetseiten und anderes Infomaterial zur Verfügung.

Diskutieren Sie mit anderen Menschen aus Familie, Verwandtschaft, Freundeskreis, Kollegen und Bekannten über den Unsinn und die Gefährlichkeit des Impfens. Sie können sich auch in Vereinen und Bürgerinitiativen, die sich kritisch mit dem Impfen auseinandersetzen, engagieren. Haben Sie den Mut, Ihren Standpunkt zu vertreten. Schon Rudolf Steiner sagte: Der Mensch braucht drei Dinge: Mut, Mut und Mut. Und denken Sie daran, negativen Emotionen keinen Raum zu geben. Achten Sie darauf, bei aller berechtigten Kritik, gelassen und freundlich zu argumentieren. Reagieren Sie nicht aggressiv auf Impfbefürworter. Denken Sie daran, dass jeder Mensch einen freien Willen hat. Auch als Impfkritiker und Impfgegner dürfen Sie hier nichts forcieren. Protestieren Sie gegen unsinnige Impfungen, aber mit Bedacht. Wenden Sie jedoch keine illegalen Protestformen an. Sprechen Sie mit Impfbefürwortern von Mensch zu Mensch. Überzeugen Sie Andersdenkende durch Beispiele, Argumentationen und Beweise aus der Praxis.

Sprechen Sie auch an, welche Wirtschaftsinteressen hinter Impfempfehlungen stehen. Lassen Sie sich dabei nicht von der Pharmalobby, Arztverbänden oder medizinischen Instituten einschüchtern. Stellen Sie Ihre Fragen, Sie haben ein Recht auf Antworten. Sie werden auf jeden Fall eine Diskussion und damit auch einen Trend hin zu mehr Bewusstheit anstossen, in dessen Verlauf sich mehr Menschen mit dem Thema auseinander setzen werden und in der Folge bewusst eine eigene, auch ganzheitlich begründete Impfentscheidung treffen können. Damit fördern Sie auch die spirituelle Entwicklung der gesamten Gesellschaft.

Organisieren Sie Vorträge und Veranstaltungen. Gerne hilft Ihnen Ihr impfkritischer Landesverband dabei.

Literatur

- Albonico, H.-U., Dr. med.: Gewaltige Medizin. Haupt Verlag
- Bachmair, A.: Risiko und Nebenwirkung Impfschaden. Eigenverlag
- Bielau, K., Dr. med.: Hausarzt Natur. Styria Verlag
- Birmanns, J., Dr. med.: Alles aus einem Guss. emu-Verlag
- Bruker, M. O., Dr. med.: Allergien müssen nicht sein. emu-Verlag
- Bruker, M. O., Dr. med.: Biologischer Ratgeber für Mutter und Kind. emu Verlag
- Bruker, M. O., Dr. med.: Erkältungen müssen nicht sein. emu-Verlag
- Bruker, M. O., Dr. med.: Unsere Nahrung - unser Schicksal: emu-Verlag
- Bruker, M. O., Dr. med.: Lebensbedingte Krankheiten. emu-Verlag
- Bruker, M. O., Dr. med. und Ziegelbecker, R.: Vorsicht Fluor. emu- Verlag
- Bruker, M. O., Dr. med.: Zucker, Zucker. Emu-Verlag
- Buchwald, G., Dr. med.: Impfen - das Geschäft mit der Angst. emu- Verlag
- Buchwald, G., Dr. med.: Der Rückgang der Schwindsucht trotz „Schutz"- Impfung. Hirthammer Verlag
- Chaitow, L.: Vaccination and Immunisation. Saffron Walden Verlag
- Cournoyer, C.: Impfschutz für Kinder. Fit fürs Leben Verlag
- Coulter, H. Dr. und Fisher B.: Dreifachimpfung, ein Schuss ins Dunkle. Barthel & Barthel Verlag
- Coulter, H. Dr.: Impfungen, der Grossangriff auf Gehirn und Seele. Hirthammer Verlag
- Delarue, S.: Impfschutz, Irrtum oder Lüge?. Hirthammer Verlag
- Delarue, F. und S.: Impfungen der unglaubliche Irrtum. Hirthammer Verlag
- Egli, J. und Emmenegger, J.: Förderung der Eigenheilkräfte. Verlag Netzwerk Impfentscheid
- Ehgartner B.: Dirty little secret, Die Akte Aluminium. Ennsthaler Verlag
- Ehgartner B.: Gesund ohne Aluminium. Ennsthaler Verlag
- Enders, N., Dr. med.: Bedrohte Kindheit. Haupt Verlag 1996
- Goebel, W., und Glöckler M.: Kinder-Sprechstunde. Verlag Urachhaus
- Graf, F., Dr. med.: Die Impfentscheidung. Sprangsrade Verlag
- Graf, F., Dr. med.: Kritik der Arzneiroutine bei Schwangeren und Kindern. Eigenverlag
- Graf, F., Dr. med.: Nicht impfen, was dann?. Sprangsrade Verlag
- Graf, F., Dr. med.: Homöopathie und die Gesunderhaltung von Kindern und Jugendlichen. Sprangsrade Verlag
- Grätz, J.-F., Dr.: Klassische Homöopathie für die junge Familie. Hirthammer Verlag, zwei Bände
- Grätz, J.-F., Dr.: Sind Impfungen sinnvoll? Ein Ratgeber aus der homöopathischen Praxis. Hirthammer Verlag
- Grätz, J.-F., Dr.: Die homöopathischen Potenzen. Hirthammer Verlag
- Grätz, J.-F., Dr.: Sanfte Medizin. Tisani Verlag
- Grollmann H. und Maurer U.: Homöopathische Selbstbehandlung in Akutfällen. Groma Verlag
- Grollmann, H. und Maurer U.: Klassische Homöopathie verstehen. Groma Verlag

- Kneipp, S.: Meine Wasserkur – So sollt Ihr leben. Ehrenwirth Verlag
- Kneiss, G., Dr. med.: Impfratgeber aus ganzheitlicher Sicht. Hirthammer Verlag
- Loibner, J., Dr. med.: Impfen—das Geschäft mit der Unwissenheit. Eigenverlag
- McTaggart, Lynne: Was Ärzte Ihnen nicht erzählen. Sensei Verlag
- Mendelsohn, R., Dr. med.: Wie Ihr Kind gesund aufwachsen kann – auch ohne Doktor. Verlag Mahajiva
- Mendelsohn, R., Dr. med.: Männermacht Medizin. Verlag Mahajiva
- Mendelsohn, R., Dr. med.: Trau keinem Doktor: Bekenntnisse eines medizinischen Ketzers. Verlag Mahajiva
- Petek-Dimmer, A., und Emmenegger, J.: Rund ums Impfen. Netzwerk Impfentscheid Verlag
- Petek-Dimmer, A.: Kritische Analyse der Impfproblematik. Band 1 und Band 2. Netzwerk Impfentscheid Verlag
- Plotkin, Orenstein, Dres.: Vaccines. W. B. Saunders Company
- Quast, U., Thilo, W., und Fescharek, R., Dres.: Impfreaktionen. Hippokrates Verlag
- Rauch, E., Dr. med.: Blut- und Säftereinigung. Haug Verlag
- Rauch, E., Dr. med.: Natur- Heilbehandlung der Erkältungs- und Infektionskrankheiten. Haug Verlag
- Reiter, Peter: Jede Angst auflösen. Vianova Verlag
- Roy, C. und R.: Kinder mit Homöopathie behandeln. Knaur Verlag
- Renzenbrink, U.: Ernährung unserer Kinder. Verlag Freies Geistesleben
- Rosendorff, A., Dr. med.: Neue Erkenntnisse in der Naturheilbehandlung aus fünfzigjähriger Praxis. Turm Verlag
- Ruesch, H.: Die Pharma-Story - Der grosse Schwindel. Hirthammer Verlag
- Sandler, B., Dr. med.: Vollwerternährung schützt vor Kinderlähmung und anderen Viruserkrankungen. emu-Verlag
- Schär-Manzoli, M., Dr.: Das Tabu der Impfungen. Eigenverlag
- Scheibner, V., Dr.: Impfungen, Immunschwäche und plötzlicher Kindstod. Hirthammer Verlag
- Scheiwiller, E., Dr. med.: Homöopathie bei akuten Erkrankungen und Notfällen. Urban & Fischer Verlag
- Schwarz, R,: Impfen—eine verborgene Gefahr?. Verlag Peter Irl
- Similia: Die Zeitschrift für klassische Homöopathie, Ausgabe 17, 1996, Spezialnummer: Impfschäden. Homöosana AG
- Spiess, H., Dr. med.: Impfkompendium. Thieme Verlag
- Splittstoesser, W., Dr. med.: Goldrausch, Oder die Frage: Sind Impfungen notwendig, geeignet und zumutbar?. Eigenverlag
- Studer, H.-P., Dr. oec.: Impfen. Ratgeber Konsumentenschutz
- Tolzin, H.: Die Tetanus Lüge. Tolzin Verlag
- Tolzin, H.: Die Seuchen-Erfinder. Tolzin Verlag
- Trappitsch, D.: Impfen. Nietsch Verlag
- Zoebl, M., Dr. med.: Lesen Sie dieses Buch bevor Sie *Impfling*. Verlag Netzwerk Impfentscheid

Wichtige Adressen

Es gibt in fast allen Ländern impfkritische Organisationen. Die meisten sind miteinander vernetzt und tauschen Informationen aus. In der Schweiz, in Deutschland und Österreich finden regelmässig Impfforen statt. Es ist noch viel Abklärungs– und Aufklärungsarbeit zu leisten. Gesundheit und Wohlergehen sind das Ziel dieser Organisationen. Dieses Nachschlagewerk soll einen kleinen Beitrag dazu leisten.

Schweiz

Netzwerk Impfentscheid, Wetti 41, CH-9470 Buchs, www.impfentscheid.ch, info@impfentscheid.ch, +41 (0)81 633 122 6,

Österreich

AEGIS Österreich, A-8563 Ligist 89, www.aegis.at, info@aegis.at
Tel. (+43) 03143 297 313, Fax (+43) 03143 29734,

Luxembourg

AEGIS - Luxembourg, BP 120, L-8303 Cap, www.aegis.lu, contact@aegis.lu, Tel./Fax: +352 2739 7681

Deutschland

- Schutzverband für Impfgeschädigte e. V. Beethovenstr. 27, D-58840 Plettenberg, www.impfschutzverband.de, Fon: 0049 (0)2391 / 10626, Fax 0049 (0)2391) 609366, SFI-EV@t-online.de
- Libertas & Sanitas e. V., Postfach 1205, D 85066 Eichstätt www.libertas-sanitas.de, Fon: 0049 (0)8421) 903707 Fax (08421) 90761, E-Mail: info@libertas-sanitas.de
- Netzwerk für unabhängige Impfaufklärung (NEFUNI), Widdersteinstr. 82, D-71083 Herrenberg, Fon (+49) 0791/2041 124-7, Fax (+49) 0791/2041 124-8, moderator@impfkritik.de

Südtirol/Italien

AEGIS Südtirol, Koflerstrasse 16, I– 39030 Pfalzen, Tel.: 0039 0474 528 256, info@aegis-tirol.it

Europäische Organisation

European Forum for Vaccine Vigilance, www.efvv.eu

Vermittlung von wirtschaftsunabhängigen, ärztlich geprüften GesundheitsberaterInnen GGB

Deutschland, Österreich und Südtirol
Gesellschaft für Gesundheitsberatung GGB e.V., Dr.-Max-Otto-Bruker-Strasse 3, D-56112 Lahnstein/Rhein, www.ggb-lahnstein.de, info@ggb-lahnstein.de Tel. (+49) 02621 9170 17 u. 18, Fax (+49) 02621-9170-33

Schweiz
GoGE Schweiz, www.goge-schweiz.ch, Beratungen: info@goge-schweiz.ch, Tel. +41 (0)43 311 56 45

Kritische Impfkreise/Impfstammtische

Sich regelmässig treffen und austauschen, wichtige Fragen beantwortet bekommen, Erfahrungen austauschen und vieles mehr findet an einigen Orten in der Schweiz aber auch Deutschland, Österreich und anderen Ländern statt.

Infos erhalten Sie auf der Website www.impfkreise-impfen.eu.

Das Netzwerk bietet eine Ausbildung als zertifizierteR ImpfkreisleiterIn an. Dieser Kurs dauert 3 Tage und wird mit einer Abschlussprüfung abgeschlossen.

Ausserdem betreut das Netzwerk Impfentscheid die Impfstammtische nicht nur, sondern fördert sie stark. Möchten Sie auch einen ins Leben rufen? Bei Interesse nehmen Sie bitte mit dem Netzwerk Impfentscheid Kontakt auf.

Das Netzwerk Impfentscheid in Facebook:
Siehe http://impfentscheid.ch/kontakte/social-media/

Impfen - Segen oder doch ein Problem?

Die wichtigste Aufgabe, welche wir uns als Verein gesetzt haben, ist die gezielte Aufklärung über Impfungen sowohl bei Menschen als auch bei Tieren, über die Gefährlichkeit und Wirkungslosigkeit der Impfungen. Deshalb bieten wir Vorträge an. Die Vorträge richten sich in erster Linie an Eltern mit Kindern, Ärzte und Menschen aus dem Gesundheits- und Erziehungswesen. Je nach Zielgruppe ist der Inhalt des Vortrages entsprechend angepasst. Rufen Sie uns bitte an, wenn Sie einen Vortrag in Ihrer Nähe wünschen. Für Ärzte, Krankenschwestern, Hebammen usw. und für Therapeuten verschiedener Heilrichtungen halten wir sowohl Vorträge als auch Fortbildungen zum Thema Impfen.

Auf der Homepage der jeweiligen impfkritischen Organisationen sind die aktuellen Daten der öffentlichen Vorträge laufend ausgeschrieben, sowie in der neuesten Ausgabe der Zeitschrift **impf-report.** Gerne geben wir auch telefonisch Auskunft. Es ist uns ein Anliegen, möglichst viele Menschen zu erreichen.

In den einzelnen deutschsprachigen Ländern finden regelmässig ganztägig Impfforen mit internationalen Referenten statt.

Mitgliedschaft bei einer länderspezifischen impfkritischen Organisation

Sie sind ganz herzlich eingeladen, Mitglied eines länderspezifischen impfkritischen Vereins zu werden. Damit werden Sie durch regelmässige Infos, (z.B. die Zeitschrift **impf-report)** zu den Themen Impfen, Gesundheit und Ernährung informiert. Und Sie helfen somit bei der Wahrung der Impffreiheit, die in vielen Ländern immer mehr eingeschränkt werden soll.

Infos erhalten Sie hier:

Netzwerk Impfentscheid
Wetti 41, CH-9470 Buchs, Tel.(+41) 081 633 122 6
E-Mail: info@impfentscheid.ch, www.impfentscheid.ch

Internetlinks

- www.impfentscheid.ch Offizielle Website des Netzwerkes Impfent-scheid
- www.impfkritik.de Umfangreiche gut recherchierte Seite von Hans Tolzin
- www.impf-report.de Zeitschrift zum Thema Impfen (Mitgliederzeit schrift Netzwerk Impfentscheid)
- www.rolf-kron.de Sehr umfangreiche und empfehlenswerte Seite eines Arztes
- www.impfschaden.info Umfangreiche Sammlung
- www.impf-info.de Grundlegende Impfinfos
- www.impffreiheit.de Homepage zu Tierimpfungen
- http://www.ehgartner.blogspot.de/ sehr informative Seite von Bernd Ehgartner (Aluminium)
- www.groma.ch gute Quellen auf der Suche nach Impfschä den und Impfinformationen
- www.artis-seminare.ch Impfsymposiumorganisation
- www.chemtrails-info.de/impfaberglauben/impfspiegel.htm 300 Aussprüche ärztlicher Autoritäten über die Impffrage
- www.wahrheitsnetz.com Salzburger Vereinigung impfkritischer Gruppen (Studie ungeimpft/ geimpft)
- www.Klagemauer.tv Videos zum Thema
- www.alpenparlament.tv Die Internetplattform für alternative Infos, auch zum Impfen

Weitere Links finden Sie über Google.

Bücher aus dem Verlag Netzwerk Impfentscheid

Kleinbuchreihe Impfen

Mit der Kleinbuchreihe Impfen möchte das *Netzwerk Impfentscheid* die weitläufige und sehr oft kontrovers diskutierte Thematik des Impfens mittels einfach geschriebener, deshalb verständlich zu lesenden, kleinen Bücher dem breiten Publikum zugänglich machen. Durch das Lesen dieser Bücher mit maximal 100 "All-inclusive" Seiten verschafft man sich über ein spezifisches Thema sehr schnell die Übersicht, um seine eigene Meinung bilden und weitere Entscheide fällen zu können.

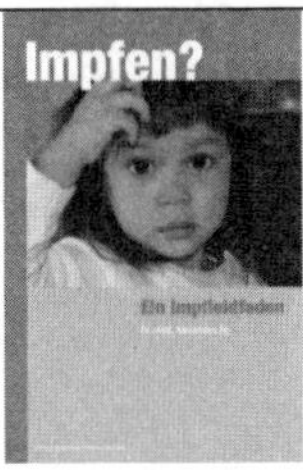	Grundidee zur Kleinbuchreihe: Verfasst von einem Arzt, der seine jahrzehntelange Erfahrung in das Buch einfliessen liess. Er streift dabei viele verschiedene impfrelevante Themen. Ein Muss für den Einstieg, ein Sollen für die Meinungsbildung und ein Wollen fürs Weitergeben im Umfeld. Diese Buch öffnet im Bereich der Impfungen mehrfach die Augen. Es erlöst vom blinden Glauben an den Arzt und an die Impfungen.
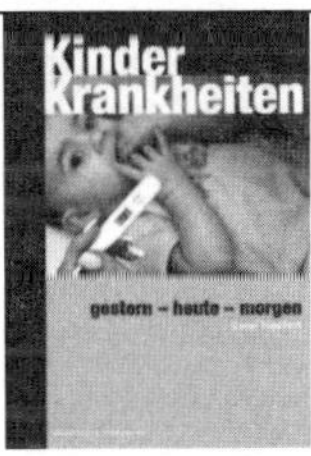	Angst vor Kinderkrankheiten? Weshalb? Haben Sie schon mal die Angst beiseite geschoben und hinter diese geschaut? Waren die Impfungen „schuld“ am Verschwinden der Krankheiten? Sind diese richtig behandelt wirklich so gefährlich? Ist es nicht eher so, dass Fieber– und Hautausschlagsunterdrückung gefährlich(er) sind? Lesen Sie dieses Buch, verlieren Sie Ihre Angst durch Wissen!
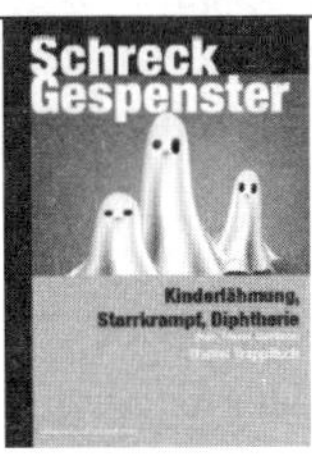	Ja, aber Tetanus muss man schon impfen! Ist dem wirklich so oder liegt man hier einer professionellen Angstmacherei auf? Was war Polio wirklich? Wie gross ist die heutige Gefahr? Diphtherie und Elend - eine unheilige Allianz, aber nicht mehr für uns. Warum? Dogmen halten sich so lange, bis niemand mehr an sie glaubt. Kennen Sie das Schlossgespenst Casper?

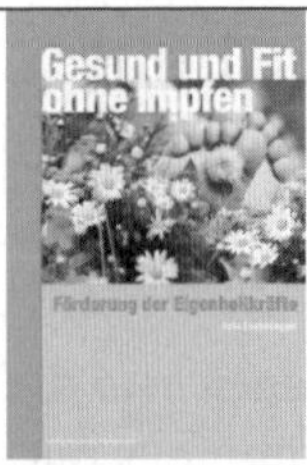	Der Titel "*Gesund und fit - ohne Impfen!*" kann in Anbetracht der offiziellen Lehrmeinung provokativ, unglaubhaft oder sogar unseriös wirken. Das Buch enthält aber viel Wissenswertes zum Thema natürliche Prävention. Julia Emmenegger geht in ihrem Kleinbuch in bewährter Manier kurz und bündig auf die Zusammenhänge der Förderung der eigenen Gesundheit ein. Ein weiteres Werk aus der *Kleinbuchreihe Impfen*, welches hilft, die Verantwortung wieder in die eigenen Hände zu nehmen....
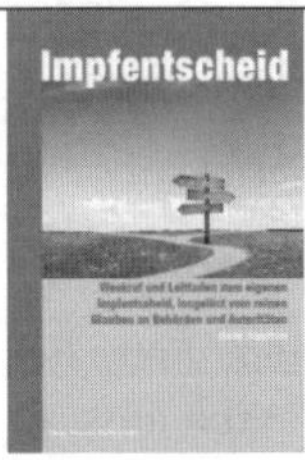	Der eigene Impfentscheid muss gewährleistet sein, denn er setzt Wissen und Aufklärung voraus. Sogar rechtlich ist es so, dass ein Arzt ausführlich über Risiken und Nebenwirkungen aufklären muss. Da dies aber äusserst selten der Fall ist, aber äusserst wichtig wäre, wurde dieses Kleinbuch verfasst, damit Sie selber diesen Impfentscheid fällen können.
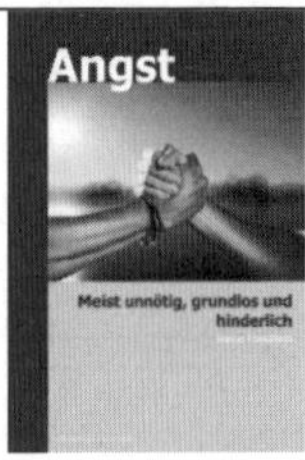	Meist unnötig, grundlos und hinderlich. Die Angst ist ein ständiger Begleiter der Menschen. Viele Menschen verharren in der Angst. Aktuell vor allem in Bezug auf Ebola. Ist diese Angst vor Krankheiten aber nötig? Braucht es sie, um klar und emotionslos entscheiden zu können? Oder ist sie hinderlich? Dieses Kleinbuch geht der Angst an den Kragen. Lösen Sie Ihre Ängste auf! Packen wir es an!
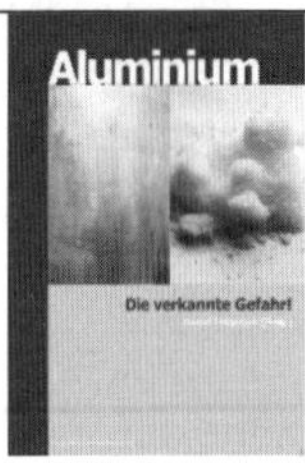	Aluminium ist aus unserem täglichen Leben nicht mehr wegzudenken. Aluminium hat jedoch nichts direkt am oder gar im Menschen verloren. Aluminium ist eine tote Substanz, sie hat keinerlei Beziehung zum gesunden natürlichen Stoffwechsel. Vor allem in Impfungen sind die darin enthaltenen Alu-Verbindungen eine grosse Gefahr für die Gesundheit, da sie schwere Schäden hervorrufen. Dieses Kleinbuch enthält die wissenschaftliche Arbeit des *Netzwerk Impfentscheid* Teams.

Preise: CHF 6.90 / Euro 4.90

Weitere Kleinbücher sind in Arbeit.

Infos auf der Website: www.kleinbuchreihe-impfen.eu

Weitere Sach- und Fachbücher

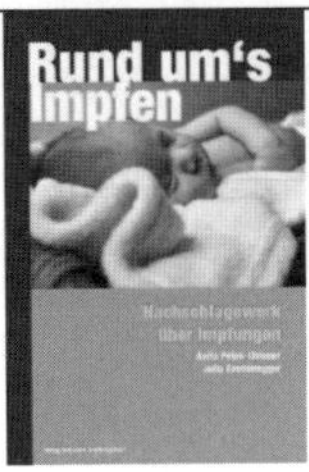

8. Auflage
240 Seiten
kartoniert
CHF 19.90
€ 15.50

Um zu einem tragfähigen Entscheid für oder gegen das Impfen zu kommen, müssen sich die Eltern durch etliche Literatur durchlesen. Dies ist nicht immer einfach. Einerseits fehlt die dafür nötige Zeit und andererseits oft auch die Geduld. Viele Bücher sind zudem oft so geschrieben, dass sie für Laien schwer verständlich sind.

Mit dem Buch *„Rund ums Impfen"* liegt eine impfkritische Lektüre vor, die den Eltern auf leicht verständliche Art die Thematik und vor allem aber auch die Problematik des Impfens näher bringt.

Die beiden Autorinnen, Anita Petek-Dimmer und Julia Emmenegger haben aus ihrer Beratungs-, sowie Kurs- und Vortragstätigkeit die wichtigsten Fragen zum Thema Impfen in kurzer und bündiger Form verständlich dargelegt. *„Rund ums Impfen"* ist ein Nachschlagewerk, in dem jede Krankheit mit ihren Behandlungsmöglichkeiten, sowie die dazugehörige Impfung mit Zusatzstoffen, Nebenwirkungen, etc. genau beschrieben wird.

Für Eltern, die sich für das Impfen entscheiden, werden Hinweise gebracht, wie man am besten vorgeht. Das Buch enthält ausserdem alle aktuellen Impfpläne aus dem deutschsprachigen Raum, sowie Adressen von deutschsprachigen Organisationen der verschiedenen Länder, die umfassend und kritisch über das Thema Impfen aufklären.

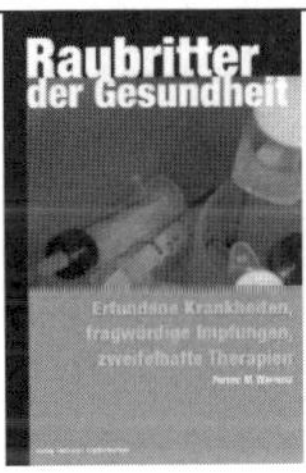

292 Seiten
kartoniert
CHF 27.50
€ 19.90

„Raubritter der Gesundheit" ist für Eltern und Menschen geschrieben, denen die gesundheitliche Zukunft ihrer Kinder, ihrer Familie und Freunde am Herzen liegt.

Der Autor, seit 20 Jahren Medizin-Produkte-Berater und begeisterter Freizeitsportler, hinterfragt als Vater von drei Kindern, einschliesslich einem impfgeschädigten Sohn in einer für den Leser einfachen und verständlichen Sprache den akuten Zustand unserer schwerkranken Gesundheitssysteme.

Er beleuchtet dabei eine Reihe hochbrisanter, medizinischer Dogmen wie z.B. das Impfen, das heute von der breiten Masse unserer Ärzte nach wie vor als zuverlässige und ungefährliche Krankheitsprävention vertreten wird.

Dadurch wird der kritische Blick hinter den modernen, industrialisierten Medizinbetrieb für den Leser zu einer Abenteuerreise, auf der unfassbare Geschichten erzählt und aufgearbeitet werden, die das wahre Leben schrieb.

Ein Buch für jeden, der seine Gesundheit und die seiner Kinder verantwortungsvoll in die eigenen Hände nehmen möchte. Ein Buch, das aufrüttelt, provoziert aber auch zum sachlichen Dialog einlädt.

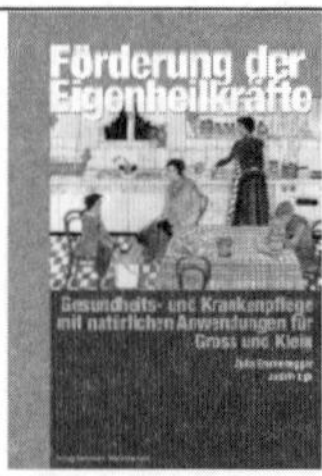

Ringbuch, kartoniert, 216 S.
CHF 27.90
€ 22.90

Gesundheits- und Krankenpflege mit natürlichen Anwendungen für Gross und Klein

Ein Klassiker unter den Gesundheitsbüchern!

Das Buch ist bereits in der 8. Auflage erschienen. Seit über 25 Jahren ist es ein handliches Nachschlagewerk. Es sollte in keinem Haushalt fehlen.

Viele Menschen stehen bei alltäglichen gesundheitlichen Störungen ratlos da. Sie wissen sich und ihren Kindern nicht zu helfen. Das Buch erörtert die Grundlagen zur Gesunderhaltung. Es zeigt auch auf, wie durch pflegerische Massnahmen (Bäder, Wickel, Kräuteranwendungen, angepasste Ernährung, nötige Ruhe) die Eigenheilkräfte angeregt werden können. Gepaart mit einer positiven Lebenseinstellung wird die die Selbstheilung eingeleitet. Dazu braucht es keine besonderen Einrichtungen, keine kostspieligen Anschaffungen. Das Vorgehen und die korrekte Handhabung der Heilanwendungen sind für alle erlernbar.

Das vorliegende Buch ist das Ergebnis einer langjährigen Berufserfahrung der beiden Autorinnen.

Praktisches Ringbuch mit Kartonlasche.

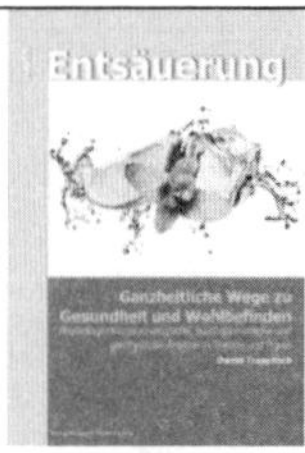

Band 1: 240 S.
CHF 25.90
€ 19.90
Band 2: 184 S.
CHF 19.90
€ 15.90

Die Übersäuerung muss mittlerweilen zur Volkskrankheit Nr. 1 gezählt werden, auch wenn dies von der wissenschaftlichen Seite her immer wieder dementiert wird. Die Übersäuerung entsteht jedoch nur zu einem kleineren Teil durch die falsche Ernährung. Wesentlich wichtiger sind die eigenen Gedanken und Emotionen. Aber auch das Impfen übersäuert.

In diesen beiden Büchern wird die Übersäuerung grob– und feinstofflich in Zusammenhang mit vielen Krankheiten gebracht.

Band 1 ist das Grundlagenwerk mit den notwendigen Informationen, um die ganzen Zusammenhänge zu verstehen.

Band 2 bringt viele einzelne Krankheiten in Zusammenhang mit einer möglichen Übersäuerung.

Eine Fundgrube von Wissen... für Laien und Therapeuten.

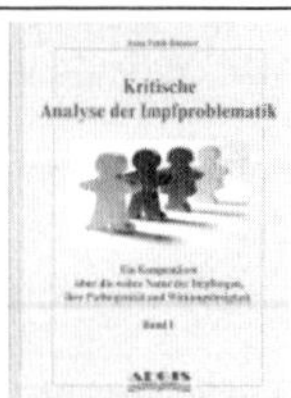

Hardcover

Band 1 oder 2:
CHF 27.90
€ 23.90

Band 1 und 2:
CHF 49.90
€ 42.90

"Kritische Analyse der Impfproblematik"

Ein Kompendium über die wahre Natur der Impfungen, ihre Pathogenität und Wirkungslosigkeit

Die Autorin war im deutschsprachigen Raum bestens bekannt als profunde Kennerin des Impfwesens. Mehr als zwanzig Jahre befasste sie sich eingehend mit dieser Thematik. Diese beiden Bände sind aufgrund eines intensiven Literaturstudiums sowie zahlloser Diskussionen mit Ärzten, Biologen und Immunologen entstanden. Mit ihrer Fülle an Material gibt es derzeit kein vergleichbares Buch zu diesem Thema auf dem Büchermarkt. Die beiden Bücher sind mit ihren ausführlichen und reichlichen Quellenangaben auch eine wertvolle Hilfe für diejenigen, die sich weiter in die Materie vertiefen wollen. Besonders für Therapeuten sind sie in ihrer täglichen Arbeit als grosse Stütze gedacht.

In **Band 1** sind sämtliche für unsere Kinder empfohlenen Impfungen detailliert beschrieben. Angefangen von der Geschichte der einzelnen Krankheiten, deren Behandlung und eventuellen Komplikationen wird über die dazugehörigen Impfstoffe, deren jeweiligen Nebenwirkungen, Zusatzstoffe

<table>
<tr>
<td>MG Netzwerk Impfentscheid: Band 1 und 2:
CHF 42.90
€ 39.90
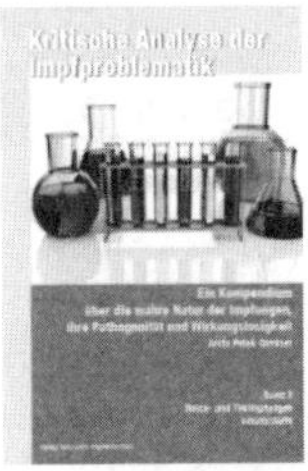
</td>
<td>sowie ausführlich über die Wirksamkeitsstudien berichtet.
In einem eigenen, grossen Kapitel wird der Frage über die wahre Ursache von Krankheiten nachgegangen. Bei einem Blick zurück in die Geschichte der Impfungen beschreibt die Autorin die verhängnisvolle Wende in der Medizin welche die heutige Medizin in eine Sackgasse geführt hat. Sehr ausführlich geht sie auf den Pleomorphismus ein, also auf die wirkliche Rolle und Aufgabe der Mikroben in unserem Organismus. Wenn man diese grundlegenden Dinge verstanden hat, weiss man auch, wieso die Antigen-Antikörper-Theorie nicht stimmen kann.
In Band 2 sind alle 2006 erhältlichen Reiseimpfungen ebenso ausführlich beschrieben wie im ersten Band die Allgemeinimpfungen. Als bisher erstes Buch im deutschsprachigen Raum enthält es zudem sämtliche Tierimpfungen, detailliert beschrieben und mit vielen Beispielen versehen. Ein grosses Kapitel ist den Impfzusatzstoffen gewidmet, ihrer Bedeutung, Herkunft und Wirkung auf den Menschen, bzw. die Tiere. Eine Sammlung dieser Fakten ist bislang einzigartig in der Literatur.</td>
</tr>
<tr>
<td>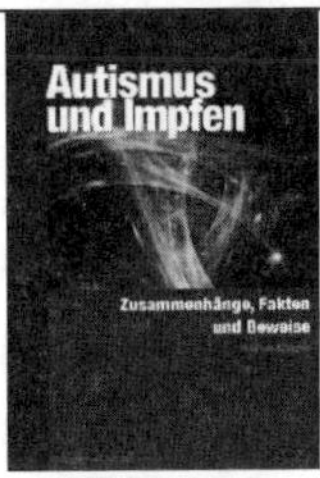

Ca. 190 Seiten
CHF 11.90
€ 9.90</td>
<td>Impfen und Autismus sollen laut offiziellen Ämtern keinen Zusammenhang haben. Das ist aber nachweislich falsch, denn diese Aussage basiert auf ebenfalls nachweislich gefälschten Studien und/oder Studienauswertungen. Autismus und Impfungen haben seit Jahrzehnten einen deutlichen Zusammenhang.
Der Autor beleuchtet mittels tiefer Recherche die Zusammenhänge und beweist damit, dass die Impfungen bei vielen autistischen Kindern durchaus die Ursache sein können.</td>
</tr>
<tr>
<td>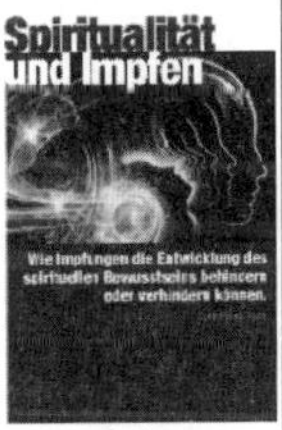

Ca. 150 Seiten
CHF 11.90
€ 9.90</td>
<td>Wollen oder können viele Menschen die ganzheitlichen Zusammenhänge des Menschen und der Natur mit der feinstofflichen Welt einfach nicht erkennen? Ist es möglich, dass gewisse Massnahmen das Erwachen des ganzheitlichen Bewusstseins verhindern?
Der Autor zeigt den Zusammenhang zwischen den Impfinhaltsstoffen und verschiedenen Funktionen im Organismus des Menschen auf. Es lässt sich nachvollziehen, dass neben anderen Massnahmen auch Impfungen dem Menschen das Erkennen der ganzheitlichen Zusammenhänge verwehren kann.</td>
</tr>
</table>

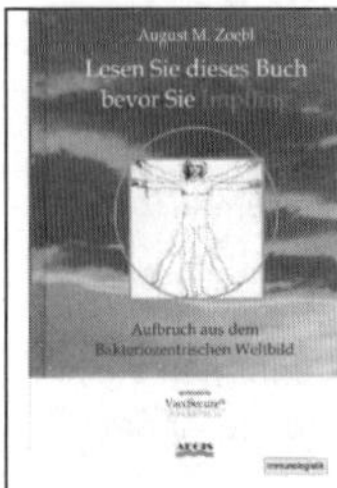 208 Seiten gebunden CHF 18.90 € 14.90	Die Frage *„Soll ich impfen oder nicht?“* ist nicht lösbar, solange wir noch immer glauben, dass der Erreger einen *Eindringling* darstellt und das Immunsystem der *Abwehr* von Erregern dient. In dem Moment, in welchem wir *erkennen*, dass der Erreger ein unverzichtbarer *Teil des Immunsystems* ist und beide zusammenarbeiten, verschwindet unsere Angst vor Erregern und damit auch die Notwendigkeit des Impfens ins absolute Nichts. Die Erregerangst verschwindet so, wie die Angst der alten Seefahrer vor dem Hinunterfallen von der Erdscheibe in dem Moment verschwand, als man erkannte, dass die Erde keine Scheibe, sondern eine Kugel ist. Nicht das Immunsystem war unvollkommen, sondern unsere *Sichtweise* vom Immunsystem. Es geht nicht darum, etwas zu verändern oder zu verbessern, sondern darum, aus einer selbst gemachten Furcht *aufzuwachen*.
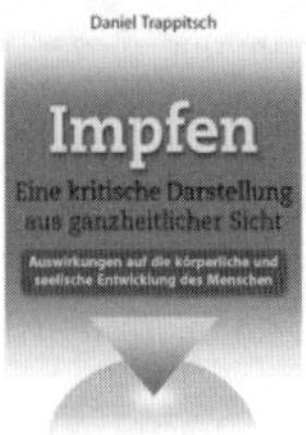 270 Seiten Hardcover CHF 25.90 € 18.00	Aus ganzheitlicher Sicht werden gegen Impfungen sehr kritische Einwände erhoben. Sie stören nicht nur das Gleichgewicht unseres Immunsystems und können zu Folgekrankheiten wie Allergien und Entzündungen führen, sondern Impfungen behindern die ganzheitliche Entwicklung, vor allem die des Kindes, mit den entsprechenden Auswirkungen bis ins Erwachsenenalter. Dieses Buch ist eine umfassende Bestandsaufnahme zum Thema „Impfen“. Es beleuchtet das Impfen aus grob – wie auch feinstofflicher Sicht.

Verlangen Sie unseren umfangreichen Buchkatalog mit vielen weiteren Bücherempfehlungen rund um die Themen Impfen, Gesundheit und Wissen.

Alle die aufgelisteten Bücher, inklusive dem vorliegenden Buch, sowie die vierteljährliche Zeitschrift ***impf-report*** *können beim Netzwerk Impfentscheid bzw. bei den verschiedenen impfkritischen Organisationen bestellt werden. Bitte fordern Sie unseren kostenlosen Bücherkatalog und Flyers über die Impfproblematik an.*

Verlag Netzwerk Impfentscheid
Wetti 41, CH-9470 Buchs, Tel. +41(0)81 633 12 26
E-Mail: info@impfentscheid.ch